BLUME

Título original *Journeys into the Heart*
Edición Edda Manrique y Leopoldo Blume
Traducción Enrique Guardiola Sánchez
Diseño gráfico Ana María Ramírez Moure
Dibujo páginas 11, 201, 208 Oscar Domènech
Imagen del campo magnético del corazón HeartMath® Institute
Coordinación de la edición en lengua española Cristina Rodríguez Fischer

Primera edición en lengua española 2019

Carrer de les Alberes, 52, 2, Vallvidrera
08017 Barcelona
Tel. 93 205 4000 E-mail: info@blume.net

ISBN: 978-84-17492-15-1
Depósito legal: B.6357-2019
Impreso en Tallers Gràfics Soler, Esplugues de Llobregat (Barcelona)

WWW.BLUME.NET

Daniel Mitel
Drunvalo Melchizedek

Viajes al corazón

EJERCICIOS Y MEDITACIONES
PARA ENTRAR EN EL CORAZÓN

BLUME

Contenido

Prólogo

Nunca en la historia de la humanidad ha habido un momento más importante que este para entender y embarcarse en el viaje al propio corazón. El cambio del corazón al cerebro que tuvo lugar hace miles de años nos ha costado un alto precio. Aprender cómo volver al corazón no es solo una cuestión espiritual; dadas las circunstancias, podría tratarse del paso más importante a realizar si deseamos continuar viviendo como seres humanos en este planeta.

A pesar de que hace mucho tiempo vivir en el corazón solía ser nuestro estado o condición natural, este se ha ido perdiendo a lo largo del tiempo a causa de las complejidades del ego; hemos olvidado lo que en realidad significa ser libres, volar. Desde los sumerios a los tibetanos, de los ascetas hindúes a los padres y madres sagrados del antiguo Egipto, numerosas generaciones de seres humanos han dedicado su vida a la práctica de los métodos ancestrales de vivir en el corazón.

Uno podría pensar que es necesario viajar al Himalaya o al Tíbet para poder practicar estos métodos, o que el hecho de vivir en la ciudad más poblada del mundo imposibilita realizar los ejercicios, o incluso que se precisa de un maestro que te guíe al propio corazón. Sin embargo, lo cierto es que el único maestro autorizado para guiarte al corazón es el espíritu que se halla detrás de los ojos que leen ahora mismo estas palabras. Ese eres tú. Estás facultado para hacerlo. Cuentas con la habilidad necesaria para hacerlo.

Disfruta mientras lees, practicas y aplicas cada uno de los métodos que se exponen en este libro y decide cuál es el más apropiado para ti.

A continuación, practica, practica y practica una y otra vez hasta que recuerdes quién eres en realidad. Finalmente, lee nuestras experiencias sobre los viajes al corazón, sobre la oración del corazón y la vida en el corazón. Es posible que te resulten útiles durante tu propio viaje espiritual.

Recuerda: tú y yo somos lo mismo. Yo soy tú y tú eres yo.

DRUNVALO MELCHIZEDEK
DANIEL MITEL

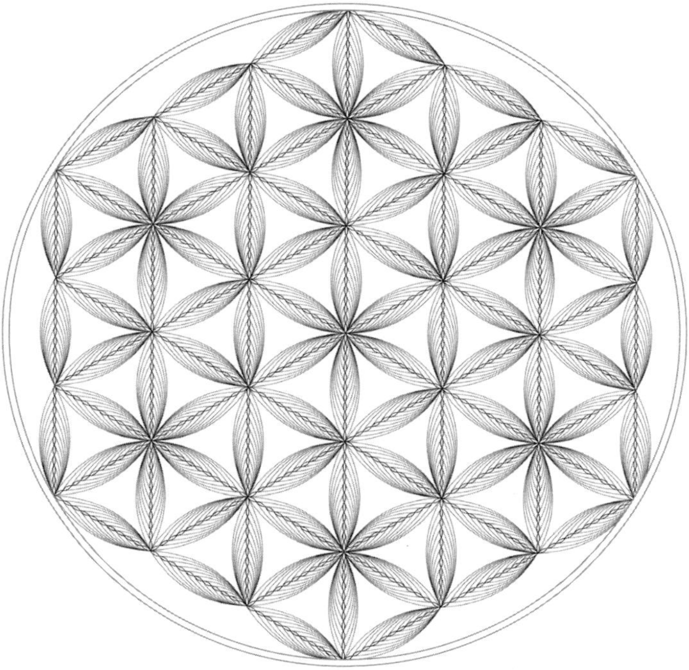

Drunvalo Melchizedek

Capítulo 1
Respiración de la unidad

Algo que me han enseñado los indígenas del mundo es que antes de cualquier ceremonia importante uno debe conectarse en amor con la Madre Tierra, después con el Padre Cielo y finalmente, a través de esta experiencia, con el Gran Espíritu o Dios. No existen diferencias cuando uno está a punto de entrar en el espacio sagrado del corazón, ya que, de otra forma, ese espacio permanecerá elusivo.

Aprendí lo que estoy a punto de contar en 1981, a través de uno de mis mentores del pueblo de Taos, Jimmy Reyna; este conocimiento se me mostró de una manera simple y poco refinada. Sin embargo, aquí entra en escena uno de los más grandes maestros espirituales de las tradiciones del *Kriya* Yoga, que dotó de elegancia a esas explicaciones. Estaba a punto de subir al escenario durante un evento denominado «El Corazón del Sol» en la isla Jekyll, Georgia, hacia 1994. Varios maestros espirituales se turnaban para llevar al público a un estado de unidad cada vez mayor con el Espíritu. Esperaba mi turno sentado detrás del escenario en una pequeña sala frente a un altar de meditación en el que había una vela y un conjunto de fotografías de la Self-Realization Fellowship. Había imágenes de Krishna, Jesús, Babaji, Lahiri Maharshi, Sri Yukteswar y Yogananda.

Sabía que alguien vendría a avisarme cuando fuera el momento de salir al escenario, y también sabía sobre qué iba a hablar, así que no tenía nada más que hacer excepto centrarme. Según mi experiencia, no hay mejor forma de hacerlo que meditar.

Agradecí a los maestros su grandeza y cerré mis ojos para comenzar con la meditación. Poco a poco el mundo a mi alrededor empezó a desvanecerse en la distancia y, conforme se incrementaba la energía, tuve una visión. Ese momento en concreto cambió el curso de esa tarde con el público y, más adelante, el devenir de casi todo en mi mundo espiritual.

En un breve espacio de tiempo, Sri Yukteswar apareció frente a mí con una expresión noble en el rostro. Aunque había mantenido una relación estrecha con Yogananda, discípulo de Sri Yukteswar, realmente nunca había reflexionado sobre el propio Sri Yukteswar. Pero ahí estaba él. Y fue directamente al grano, tal y como haré yo ahora.

Me dijo que en la India nadie consideraría nunca aproximarse a lo divino sin llegar a un determinado estado mental y de corazón, así que me dio unas instrucciones muy específicas con respecto a cómo realizar la conexión con lo divino y, finalmente, con Dios. Esto es lo que me dijo.

Puedes estar en cualquier lugar, pero yo utilizo un altar con una sola vela para focalizar mi atención mental. A continuación, percibo y conozco la presencia de mis maestros y todos comenzamos a respirar juntos, como uno.

«Permite que tu atención se traslade a un lugar en la Tierra que consideres el más bello del mundo. Puede ser cualquier lugar, un paisaje de montaña con árboles, lagos y ríos; o un desierto arenoso y árido sin apenas vida: aquello que percibas como hermoso. Obsérvalo con tanto detalle como te sea posible. Por ejemplo, si el lugar es un paisaje de montaña, mira las montañas con nubes blancas onduladas. Observa y percibe el bosque y los árboles que se mueven con el viento. Presta atención a los animales, como el ciervo y el alce, los pequeños conejos y las ardillas. Mira hacia abajo para ver el agua cristalina de los ríos. Comienza a sentir amor por ese lugar y por toda la naturaleza. Continúa creciendo en este espacio de amor por la naturaleza hasta que tu corazón esté latiendo en la calidez de tu amor.

Cuando sientas que es el momento idóneo, envía tu amor hacia el centro de la Tierra intencionadamente, para que la Madre Tierra perciba directamente el amor que sientes por ella. Puedes, si lo deseas, colocar todo ese amor en una pequeña esfera que lo contenga y enviarla a la Madre, pero es tu intención lo que realmente importa. A continuación, espera, como un niño; espera hasta que la Madre Tierra te envíe su amor de vuelta y seas capaz de sentirlo. Tú eres su hijo y sé que ella te ama.

Conforme el amor de la Madre accede a tu cuerpo, ábrete por completo y permite que este amor se desplace por cualquier parte en tu cuerpo. Deja que entre por todas tus células. Que se mueva a través de tu cuerpo de luz. Que se desplace allí donde desee. Percibe este hermoso amor con el que la Madre te ha rodeado y permanece en esta unión con la Madre Tierra hasta que la sientas completa.

En el momento adecuado, que solo tú puedes conocer, sin romper esta sorprendente unión de amor con tu Madre, mira a tu Padre, a tu Padre Celestial. Observa el resto de la creación más allá de la Tierra. Lleva tu atención a un cielo nocturno. Contempla cómo la Vía Láctea atraviesa serpenteante el cielo. Observa cómo los planetas y la Luna giran a tu alrededor y en torno a la Tierra.

Percibe el Sol oculto bajo la Tierra. Date cuenta de la increíble e insondable profundidad del espacio.

Siente el amor que tienes por el Padre, porque el Padre Divino es el espíritu de toda la creación excepto el de la Madre Divina. Y cuando este amor alcance tal envergadura que simplemente no puedas mantenerlo durante más tiempo dentro de ti, deja que salga hacia los cielos usando tu intención. De nuevo puedes, si lo deseas, hacer llegar todo ese amor a los cielos dentro de una esfera pequeña».

Sri Yukteswar indica que hay que colocar el amor en una pequeña esfera y, con la intención, enviarla a los cielos. Él habla de enviarla a la red de consciencia de unidad alrededor de la Tierra. Si no conoces esta red, no te preocupes. Simplemente haz lo que hace la mayoría de los pueblos indígenas del mundo: envía tu amor al Sol. Del mismo modo que en las redes, el Sol está conectado al resto de soles o estrellas y, por ende, a toda la vida en cualquier lugar.

Algunos pueblos, como los *hopis*, en la meseta central estadounidense, envían su amor al Gran Sol Central, otro concepto que resulta igualmente válido. El objetivo es que tu amor llegue a toda la vida en cualquier lugar.

Sri Yukteswar continuó: *«Una vez que has enviado tu amor a los cielos, hacia el Padre Divino, de nuevo esperas; esperas a que el Padre te devuelva su amor. Y, por supuesto, siempre lo hará. De igual modo que ocurre con el amor de la Madre, cuando sientas cómo el amor del Padre Divino entra en tu ser, permite que se desplace a cualquier parte que desee. Es el amor de tu Padre, y es puro.*

En este momento se manifiesta algo que ocurre raramente: la Santísima Trinidad en vida sobre la Tierra. Madre Divina y Padre Divino se reúnen contigo en un amor puro, y tú, el Hijo Divino, completas el triángulo».

Según Sri Yukteswar, solo se puede conocer a Dios directamente a través de este estado concreto de consciencia. Por lo tanto, el último paso de esta meditación consiste en tomar consciencia de la presencia de Dios, a tu alrededor y en tu interior.

En un primer momento, para llevar a cabo esta parte de la meditación, Sri Yukteswar me proporcionó una forma muy compleja para alcanzar la consciencia de Dios, pero tras conversar con numerosos ancianos de varias tribus de todo el mundo tengo la sensación de que es posible simplificar el modo de alcanzar este estado final de consciencia. Resulta realmente sencillo.

Una vez que te hallas en la Santísima Trinidad, puedes alcanzar esta experiencia con solo abrir tu corazón a la presencia de Dios. Por alguna razón que solo Dios conoce, en el estado de Santísima Trinidad la presencia de Dios se percibe con facilidad.

Sri Yukteswar me dijo que esta meditación recibía el nombre de Respiración de la unidad. Dios está siempre en todas partes, aunque los seres humanos no siempre lo perciben. La meditación de la Respiración de la unidad te lleva directamente, de forma consciente, a la presencia de Dios.

Para algunas personas, este estado de consciencia es todo lo que necesitan para completar los ciclos de la vida, o dicho de otra manera, es la puerta de entrada a las ceremonias sagradas de la vida, tales como nuestro nacimiento a este mundo, el matrimonio sagrado e incluso la muerte. Según los nativos americanos, también las ceremonias de plantación y cosecha requieren de esta conexión particular con el Gran Espíritu, para que los cultivos puedan crecer y lo hagan con salud.

La forma natural es co-crear junto a Dios, o el Gran Espíritu, para ayudar a que los ciclos de la naturaleza aporten equilibrio a la vida. La Biblia afirma que somos los guardianes del Jardín (o la naturaleza) tal y como se describe en la historia de Adán y Eva; en la actualidad, todavía lo somos, aunque hayamos olvidado nuestro objetivo. Sin esta conexión interior con Dios estamos separados y perdidos, por tanto la meditación de Sri Yukteswar es la forma de recordar a Dios y de entrar y recordar el espacio sagrado del corazón.

Llegado este momento, Sri Yukteswar se puso muy serio. Me miró directamente a los ojos y dijo, *«Drunvalo, quiero que subas al escenario y enseñes al público la meditación que te acabo de mostrar»*. Él me miraba con seriedad, así que pensé que era mejor no desobedecerle. A continuación, realizó una reverencia y desapareció.

Recuerdo escuchar el golpe en la puerta que me avisaba de que era mi turno. Recuerdo levantarme, muy confundido. No sabía qué hacer. Había planificado con anterioridad aquello que iba a hacer y a decir, pero lo ocurrido parecía invalidarlo todo. Le dije al tramoyista que estaría listo en un minuto, cerré la puerta y llamé a mis ángeles de inmediato. Ellos me recomendaron actuar tal y como me había indicado Sri Yukteswar, que lo comprendería más adelante. Eso hice y, efectivamente, más tarde lo entendí. Una vez frente al público, le expliqué lo ocurrido e informé de que estábamos a punto de entrar en el estado de meditación que Sri Yukteswar había sugerido con firmeza que experimentáramos.

Guié al público a través de los pasos al tiempo que seguía mis propias palabras. Se produjo silencio y felicidad. Un buen rato más tarde, un joven me sacó de la meditación tirándome de la manga, avisándome que debíamos finalizar en 10 minutos para ir a comer. Todos en la sala, salvo las personas de la organización, se hallaban en profunda meditación. Pedí a los asistentes que volvieran con lentitud, pero por primera vez en mi vida ocurrió que una gran parte de las personas estaban en una meditación tan profunda que no podían, o no querían, salir de ella. Tras unos cuantos intentos para recuperarlos a todos, quedaban unas treinta personas que sencillamente no querían volver.

Así que nos acercamos a cada uno para sacarlos de la meditación, hasta que lo conseguimos; excepto un joven, del que pensamos que tendríamos que acabar por llevarlo a un hospital. Al cabo de unos veinte minutos más, mientras el resto estaba comiendo, abrió sus ojos. Solo era capaz de preguntarme *«¿qué ha ocurrido?»*. Personalmente tuve una experiencia que permaneció conmigo incluso finalizada la meditación. Percibía el amor de la Madre y del Padre y la presencia de Dios por todas partes y en cada cosa. Fue delicioso. Fue hermoso.

Con el transcurso de los años he aprendido a tener cuidado con la meditación de la Respiración de la unidad. Una vez que se entra en ese estado, no se desea salir prematuramente; la sensación es demasiado agradable. Así que, si vas a practicar esta meditación, resérvate el tiempo suficiente para hacerla. Apaga el teléfono y haz lo que sea necesario para que nadie te moleste, sin limitaciones. Permite que la experiencia se despliegue como una flor de verano. Ahora que conoces la Respiración de la unidad, accede siempre a este estado de consciencia antes de entrar al espacio sagrado del corazón. De otro modo, el espacio sagrado se alejará de ti; por mucho que te esfuerces en encontrarlo, se ocultará, sin dejar huella.

Una vez que hayas alcanzado el estado de consciencia de la Respiración de la unidad, verás que cada vez resulta más y más sencillo llegar al espacio sagrado, hasta que finalmente permanezcas en él en todo momento. Se trata del estado ideal, según todos mis maestros que conocen esta meditación. Considero que la Respiración de la unidad crea en tu interior la vibración que te permite encontrar el Santo Grial, el espacio sagrado del corazón, el lugar en el que Dios creó originalmente todo lo que es. Es así de sencillo. Lo que siempre has estado buscando está justo dentro de tu propio corazón.

El movimiento dentro del cuerpo

Desde un punto de vista masculino, existe un movimiento relacionado con el acceso al espacio sagrado del corazón. Sin este movimiento, el cerebro solo imaginaría que has entrado al espacio sagrado del corazón, pero no sería cierto.

Para dejarlo claro, desde un punto de vista femenino es posible entrar con tan solo cambiar las imágenes. Si alguna vez tienes la oportunidad de participar en uno de los talleres de mi esposa, Claudette Melchizedek, verás que utiliza un método femenino que cuenta con unos seis mil años de antigüedad. Su trabajo amplía las enseñanzas que transmite este libro; de hecho, resulta deseable experimentar tanto la forma masculina como la femenina.

Permíteme que te explique el motivo por el que es necesario que se produzca un movimiento. Puedes estar en el cerebro o en el corazón. En un lugar u otro. Por tanto, deberás abandonar el cerebro para poder entrar en el corazón, y esto se consigue a través de este movimiento, un desplazamiento desde el cerebro hasta el corazón.

Sin embargo, la idea de desplazarse por el interior del cuerpo se sitúa más allá de la comprensión que la mayor parte de las personas tienen de sí mismas. La mayoría cree que una persona es su cuerpo, por lo que no entiende cómo es posible moverse por su interior.

El espíritu, tu espíritu, puede ser al mismo tiempo finito e infinito. Si es infinito, serás el universo y, al ser infinito, carecerá de centro. No hay un lugar que constituya el centro del universo si el universo es infinito.

Pero tu espíritu también puede ser finito, como lo es ahora. Y al ser finito o limitado, tendrá un lugar que constituirá el centro de tu ser. Sin embargo, este centro puede estar situado dentro de tu cuerpo físico o fuera de él. En la actualidad, en la mayor parte de las personas se sitúa en la glándula pineal o en el chakra pineal del cerebro. En otras personas, el centro se localiza en muchos otros lugares, como en el chakra del corazón.

Algunas personas tienen su centro fuera del cuerpo. Pero casi siempre dentro del perímetro de su campo Mer-Ka-Ba, que mide entre 16,7 y 18,3 metros de diámetro.

Hay ejercicios que enseñan a practicar el movimiento del espíritu. Si nunca lo has hecho antes, te podrá resultar un poco extraño, pero conseguirás llevarlo a cabo.

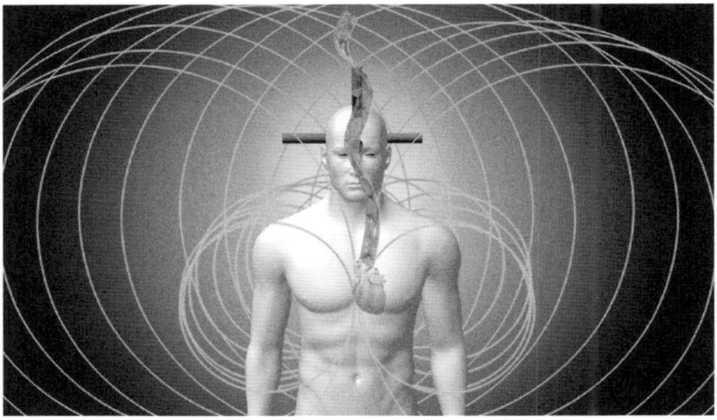

EL CAMPO TOROIDAL DEL CORAZÓN

Capítulo 2
Entrar en el espacio sagrado del corazón

MÉTODO DE LOS *KOGUIS*

Los *koguis* una tribu amerindia que habita en las sierras de Colombia, en Sudamérica, me mostraron una forma de entrar en el espacio del corazón. Ellos acceden a un lugar de oscuridad total y «bailan» un movimiento lento que parece no tener dirección. Realizan esta danza sin comer ni beber, y sin dormir, durante nueve días y nueve noches. Según los *koguis*, cuando esta danza finaliza, se hallan en el espacio del corazón.

El problema que tenemos con este tipo de acceso es que, debido a que somos seres humanos industriales, carecemos de la suficiente fuerza como para poder llevar a cabo esta danza durante nueve días y nueve noches. Resulta demasiado difícil.

EL CAMPO TOROIDAL DEL CORAZÓN

Tenía que buscar formas alternativas y sabía que el corazón creaba un campo magnético inmenso de forma toroidal, con un diámetro de unos 2,5 a 3 metros (*véase* imagen, página 22). Se creía que era el propio espacio sagrado del corazón el que generaba ese campo. Pensé que, si eso era cierto, podríamos guiarnos por él para volver al origen y encontrarnos así dentro del espacio sagrado del corazón. Este método funciona, y de hecho es el primer método que utilicé. Sin embargo, a nuestra parte femenina le cuesta mucho utilizarlo, ya que es demasiado lógico.

MÉTODO DE JESÚS

Se trata de una forma de entrar en el corazón que debemos a Jesús. Ha llegado hasta nuestros días a través de las tradiciones gnósticas. Sin embargo, los gnósticos trataron de ocultar este método al público asegurando que el espacio sagrado del corazón no se situaba dentro del corazón físico, sino detrás de él. Esto no es verdad. Aunque la puerta de entrada de la que Jesús nos habló sí se localiza en la parte posterior del corazón.

Con este método, cuando te desplazas del cerebro al corazón, lo haces pasando por detrás del corazón y, a continuación, te vuelves y miras en la dirección en la que tu cuerpo se sitúa normalmente. Ahora miras al corazón desde atrás. Cuando lo hagas, observarás algo parecido a una fisura o pliegue en el corazón y, en medio de esa fisura, hallarás un pequeño vórtice rotatorio que aparece como un punto oscuro o un punto de luz. Dirígete hacia ese vórtice. Cuando estés cerca, el vórtice te absorberá como una aspiradora y te verás descendiendo por un tubo. Continúa con el desplazamiento hasta que sientas que te has detenido: habrás llegado al espacio sagrado del corazón. A menudo se considera este espacio como el lugar con más quietud en el universo.

MÉTODO PURO FEMENINO DE LA INTUICIÓN

Este método es muy simple, al menos para las mujeres. Exactamente por eso, por ser así de sencillo, es complicado para la lógica masculina. Todo lo que hay que hacer es desplazarse del cerebro al corazón físico y entrar en el corazón por cualquier parte. A continuación, con la intención, te dices a ti mismo que te vas a desplazar y, cuando cese el movimiento, estarás en el espacio sagrado del corazón. Si eres capaz de utilizar tu parte femenina para hacerlo, te resultará sencillo.

MÉTODO DEL CHAKRA DEL CORAZÓN INFERIOR

Aunque sé que este es un método muy directo para entrar en el espacio sagrado del corazón, no se me ha permitido utilizarlo. Hay una razón que todavía no me queda del todo clara y que tiene que ver con las múltiples posibilidades de adonde lleva, de manera que por ahora no lo utilizaré hasta que lo comprenda mejor.

Es posible que existan otras formas, pero las que tenemos, funcionan. En definitiva, hay maneras femeninas que tienen que ver con la imaginería, y algunos métodos son verdaderamente ancestrales.

Una vez que encuentres tu manera de entrar en el espacio sagrado del corazón, e independientemente de cómo hayas llegado, te resultará fácil volver cuando lo desees. Simplemente pon tu intención en ello, siente la vibración y… ¡zap!… estarás en el lugar más sagrado del universo.

Capítulo 3
Dos estados de sueño

Como casi todo el mundo sabe, el cerebro es capaz de soñar por las noches mientras el cuerpo duerme. Sin embargo, el corazón también puede soñar mientras el cuerpo permanece en vigilia. Así pues, existen dos tipos o maneras completamente diferentes de soñar dentro de las posibilidades de la consciencia humana.

Mientras dormimos, el cerebro sueña, pero se trata de sueños polarizados, es decir, que los sueños pueden ser buenos o malos. Podemos experimentar sueños alegres o pesadillas. Por supuesto, también podemos vivir sueños neutros, ya que la neutralidad forma parte de la polarización.

Cuando nos hallamos en el espacio sagrado del corazón, este también sueña, pero se trata de sueños no polarizados. El corazón es una consciencia de unidad y no experimenta polarización. Por tanto, sea cual sea el sueño, siempre será bueno. Si crees que estás en tu espacio sagrado del corazón y tu sueño es negativo, significa que no estás en ese espacio santo. Estás en tu cerebro e imaginas que estás en tu espacio sagrado del corazón, pero no es real. Se trata de una forma de soñar polarizada del cerebro. Los sueños negativos nunca ocurren en el espacio sagrado del corazón.

Este tema es mucho más amplio, ya que los sueños que provienen del espacio sagrado del corazón son algo más de lo que normalmente creemos.

Dos cuerpos emocionales

Existen dos cuerpos emocionales completamente diferentes dentro de la consciencia humana. La mayoría de nosotros estamos familiarizados con el cuerpo emocional generado por el hemisferio derecho del cerebro, que está conectado con el chakra superior del corazón. Como el cerebro está polarizado, lo mismo ocurre con su cuerpo emocional. Experimentamos amor, pero también experimentamos odio. Cada emoción positiva tiene conectada una emoción negativa.

El espacio sagrado del corazón: dos espacios diferentes

HeartMath® fue la primera institución en el mundo que descubrió que el corazón es el órgano que produce el mayor campo de energía dentro del cuerpo humano, mucho mayor que el que produce el cerebro, a excepción del Mer-Ka-Ba. Este campo magnético del corazón presenta una forma toroidal, como se ha comentado previamente. En realidad, se trata de un campo compuesto por dos toroides, uno dentro del otro.

El cubo de Metatrón

Si has leído sobre el cubo de Metatrón en el volumen 2 de *El antiguo secreto de la flor de la vida*, sabrás que es uno de los trece sistemas de conocimiento que crea el diseño del universo.

Los cinco sólidos platónicos que crean los detalles del universo y que emergen del cubo de Metatrón mantienen una relación análoga a la de los dos toroides del corazón. Observarás un cubo y, dentro del cubo, otro más pequeño. Observa el octaedro, y dentro del octaedro, otro menor. Lo mismo ocurre con los otros tres sólidos platónicos. Esta naturaleza se extiende en todo el universo hasta las relaciones familiares, como lo masculino y lo femenino. Aunque el mayor contiene al pequeño, el más pequeño es la fuente de creación. Lo femenino contiene el útero, directamente conectado con el espacio diminuto del corazón, la fuente de todo lo que existe.

La naturaleza del espacio sagrado del corazón es exactamente así. Existe un espacio exterior, al que se accede siempre en primer lugar, y después, dentro en él, un espacio mucho más pequeño que se suele descubrir más tarde. Este segundo espacio es habitualmente muy pequeño y, en los *Upanishads*, se le conoce como el espacio diminuto del corazón. Nosotros también nos referiremos a él como el espacio diminuto.

La vibración del espacio sagrado del corazón que se ha mencionado antes se halla en el espacio exterior, de mayor tamaño. Una vez que se accede al espacio diminuto del corazón, la vibración sube de frecuencia de modo instantáneo, a lo que parece ser una octava superior. De hecho, puedes desplazarte desde atrás hacia delante desde el espacio sagrado exterior al espacio diminuto, y oír y percibir esta diferencia.

Daniel Mitel

Capítulo 4
Encuentro con el Uno

La historia que estoy a punto de contarte es tan importante para mí que podría conseguir que entendieras de forma inmediata el propósito de tu vida. Léela minuciosamente y permite que la información fluya a través de ti al igual que el agua penetra el suelo en busca de la pequeña semilla.

He escuchado muchas historias y predicciones acerca del año 2015, pero nada me había preparado para el encuentro que ocurrió a principios de octubre.

Ese año ya habían transcurrido unos cuantos días y meses interesantes e intrigantes. Para mí, un día interesante e intrigante sola y exclusivamente ocurre durante la meditación. Mi rutina diaria incluye, como mínimo, una sesión larga de meditación, por lo general pronto por la mañana, en combinación más tarde con sesiones breves de oración, *tai chi chuan*, *chi kung*, ejercicios tibetanos o meditaciones contemplativas. También me encanta ejercitar mi cuerpo y, cuando tengo la oportunidad, trabajo un poco, sobre todo ejercicios de abdominales y flexiones sobre los dedos. Estos ejercicios me ayudan a limpiar y activar los dos meridianos principales, desde la columna vertebral y el tórax, así como los doce meridianos secundarios, desde las manos y las piernas. Por supuesto, también realizo estiramientos y ejercicios de movilidad para músculos y huesos.

Mi dieta se ha simplificado enormemente, debido al esfuerzo que he realizado para adaptarla a mi tiempo de meditación. Tal y como he escrito en mis libros anteriores, los maestros de imaginería tibetanos me enseñaron lo importante que resulta combinar los alimentos de un modo adecuado. Una planificación alimentaria correcta con una ingesta de agua de manantial mantiene la energía dentro de los chakras y los meridianos, lo que nos hace sentir llenos de vigor y de vibración positiva. Una de las predicciones fascinantes que hicieron los maestros estaba relacionada con la capacidad de nuestro cuerpo para absorber las enzimas de la comida y aumentar la vibración y energía de nuestras células.

Hace más de veinte años me dijeron que el periodo que abarca los años 2015 al 2030 recibe el nombre de «años de los líquidos». Esto mantiene relación con una serie de cambios importantes que ocurrirán en el cuerpo humano.

El primer cambio está relacionado con el agua que bebemos. Nuestros cuerpos rechazarán cada vez con más fuerza el agua corriente tratada con productos químicos y el agua mineral falsa de los supermercados. Si no tenemos acceso al agua de manantial natural de montaña, será preciso encontrar un modo de cambiar la estructura del agua que bebemos. En mis talleres, en especial en el de «Imaginería del corazón», enseño algunas maneras sencillas para reestructurar el agua.

El segundo cambio mantiene relación con los alimentos que tomamos. Necesitamos reducir la cantidad de comida y que esta sea menos sólida, e ir gradualmente incrementando la ingestión de zumos y *smoothies* llenos de nutrientes y antioxidantes. Nuestro estómago e hígado ya no pueden seguir procesando grandes cantidades de alimentos sólidos. Las vibraciones de nuestro cuerpo se han incrementado notablemente, por lo que la comida líquida se ha convertido en algo primordial para disfrutar de una vida sana.

Como resultado de ello, mi dieta se ha convertido en algo muy simple: un *smoothie* que me preparo por las mañanas después de finalizar mi meditación y un plato de verduras con aceitunas por la tarde. Casi he eliminado el pan de mi dieta y lo he sustituido por proteína vegetal llena de fuerza, «golosinas» como aguacate, quinua, guisantes, garbanzos, judías, semillas de chía y de cáñamo y muchos tipos de frutos secos: piñones, nueces de macadamia, nueces, etc.

Comencé por incorporar estos cambios de alimentación de una manera gradual poco antes de principios de 2015. Ocurrieron de una forma natural sin tener que analizar o pensar el motivo. Al viajar de forma habitual por todo el mundo y estar en contacto con mucha gente a través de talleres, conferencias y entrevistas, pude darme cuenta de que cada vez son más las personas que experimentan este tipo de cambios.

Mi dieta me permite vivir, por así decirlo, de una forma «ligera». En combinación con las meditaciones o ejercicios adecuados, me da la claridad para ver, percibir y sentir la vida con la mayor capacidad posible.

Vigilar nuestros pensamientos

Antes de describir el encuentro del que he hablado antes, es necesario compartir algunos de los hallazgos y descubrimientos que he tenido a lo largo de mi vida espiritual.

Durante mi primera infancia solía quedarme observando durante horas a los árboles del precioso jardín de mis abuelos. Era consciente de la verdad, o mejor dicho, de forma instintiva conocía la verdad. Tenía acceso a un portal de energía, una puerta que podía abrir automáticamente y que me mostraba quién era yo en realidad cuando me hallaba en paz y armonía, en amor y confianza.

Pronto me di cuenta de que vivimos en función de un conjunto de patrones de creencias que de forma continua crean pensamientos repetitivos; pensamientos de anhelos y de deseos que dictan nuestros egos. Mis años de estudio en tres universidades y otros cursos de formación me ayudaron a darme cuenta de que la mayoría de las personas solo viven en la superficie de su verdadero ser; tanto su forma de entender las cosas como sus acciones se centran, en esencia, en sus propios intereses personales. La humanidad ha estado continuamente realizando un esfuerzo para adaptarse a su propia realidad.

Observé con atención directamente el núcleo de estas luchas, el comportamiento de mi familia, de mis amigos y de la gente que me rodea y me di cuenta de que la actividad de mi mente sigue siendo una parte de mi ego, sin importar que el pensamiento sea positivo o negativo.

El primer paso para llegar a un estado de no-mente es concentrarse en un mantra específico. El canto mental del mantra me ayudó durante un tiempo y fui capaz de limpiar mi mente al centrar mi atención en el pensamiento primario del respectivo mantra.

Pero eso no resultó ser suficiente. Me di cuenta de que mi mente había cambiado de forma a una especie de automatismo, cerrada e incapaz de ver más allá del ejercicio que estaba haciendo. Algo faltaba en esa actividad espiritual. Tardé unos cuantos años en averiguar cuál era el vínculo que faltaba. Tuve que visitar los cinco continentes, experimentar diferentes técnicas de antiguas escuelas de meditación y trabajar con maestros de escuelas espirituales diferentes para encontrarlo.

Lo que faltaba era el corazón. Cuando no somos capaces de conectar la mente con el corazón, el mantra que cantamos carece de significado.

Había pasado por distintos niveles de comprensión del camino del despertar. Si la actividad de mi mente no era la adecuada, entonces ¿cómo podría avanzar en la búsqueda de Dios? ¿Debería probar el camino de la renuncia y rechazar todo lo relacionado con este mundo? Pero entonces, esta falta de comodidad, el ayuno, la abstinencia y la práctica de contenerme a mí mismo de disfrutar de todo lo que me rodea, ¿no me convertiría en un fanático religioso que se pierde la vida? ¿No sería un acto de violencia contra mi propio cuerpo?

Durante mucho tiempo traté de entender la naturaleza de los pensamientos. Las palabras de Isaías, el Solitario, resonaron en mi corazón y en mi espíritu. Este místico, que vivió en Esquetis, Egipto, hacia el 370 d. C., afirmó que solo cuando comprendiéramos con exactitud la naturaleza de nuestros pensamientos seríamos capaces de reconocer aquellos que perturban a nuestro intelecto y lo vuelven perezoso.

Para mí esto era de vital importancia y me veía obligado a lidiar con ello a diario. Aunque mi tiempo de meditación se había incrementado de una a cuatro horas, e incluso a veces cinco, y a pesar de permanecer sentado durante largo tiempo en completo silencio, todavía me veía obligado a echar los pensamientos fuera de mi mente. Alternaba periodos de profunda meditación con otros llenos de pensamientos y recuerdos molestos. Intentaba con desesperación deshacerme de ellos o mantenerlos controlados con mi fuerza de voluntad. En un par de ocasiones imaginé incluso cómo, conforme aparecían, atravesaba los pensamientos y los recuerdos con una espada de luz para poner fin a su existencia.

Sin embargo, me daba la sensación de no estar haciendo lo correcto. La solución no era luchar contra mis pensamientos; la solución no debía ser violenta. Destruir un pensamiento es salvaje y agresivo, y, en su raíz, posee la misma energía que atacar o destruir cualquier otra cosa.

La solución pasaba por transformar la energía detrás del pensamiento, observarlo con desapego e imparcialidad y con la mente abierta, en lugar de reprimirlo y controlarlo.

Mis años de búsqueda

Dado que la actividad de mi mente no me ayudaba a reconciliarme con el Espíritu Infinito, ¿cuál sería la mejor estrategia en la ardua búsqueda para despertar a mi espíritu? ¿Sería adecuado elegir el camino de la imitación? ¿Debería poner todos mis esfuerzos en tratar de imitar el camino de Jesús, o los caminos de Buda, Babaji o Yogananda?

¿Debería seguir los ejercicios de los maestros tibetanos o las vidas de los santos padres y santas madres, místicos que vivieron hace casi dos mil años en Egipto, Siria, Chipre y Grecia? ¿O debería seguir el camino del místico sufí Rumi, autor de los famosos escritos espirituales que enseñan a los sufíes cómo alcanzar su objetivo de permanecer en amor verdadero con Dios?

Sabía que el paso más importante consistía en ser capaz de observar las sutilezas de mi ego sin identificarme con ellas. Todos los años de búsqueda, de meditación, de lecturas de cientos de libros espirituales no significarían nada si no era capaz de encontrarme con mi ego sin luchar contra él.

El místico sufí Rumi utilizó el término «crudos» u «hombres enfocados en el exterior» cuando se refería a la gente que vivía sin seguir un camino espiritual. Y el término «maduros» u «hombres de corazón» cuando hacía referencia a místicos o personas que estaban en el camino de la realización de Dios.

¿Por qué san Agustín nos dijo que dejáramos de mirar afuera para volver a nosotros mismos? Nos dijo que debíamos ir dentro, allí donde se ilumina la luz de la razón.

Más allá de los consejos espirituales y comentarios que nos dejaron los místicos, los santos y los grandes maestros, me di cuenta de que un deseo fuerte y poderoso puede hacer que cualquier mente vaya más allá de su propio estado. Pero, una mente entrenada existe del mismo modo que cualquier otra mente. A través de mi mente entrenada todavía era incapaz de encontrarme con lo Desconocido.

La búsqueda continua año tras año me llevó a una clara conclusión: la manera de acceder a lo Desconocido consistía en abandonar y renunciar a lo que había aprendido de los sistemas y escuelas espirituales, de los místicos y maestros.

Mis deseos y esfuerzos, mi voluntad y mis aspiraciones no me habían llevado a la armonía, a la paz, al equilibrio y a la belleza que prometía el nirvana. Ni siquiera me llevaron al nirvana.

La única ocasión en que sentí realmente un estado de paz y libertad sin que nada lo perturbara fue cuando mi mente permaneció en silencio, sin parloteos. Me di cuenta de que cuando conseguía dejar mi mente totalmente en silencio, la consciencia dentro de mí se hacía cada vez más grande hasta llegar al infinito. Mi cuerpo y mi espíritu se unificaban más allá del tiempo y del espacio haciendo posible eludir cualquier estado de conflicto y la desaparición de mi ego.

De forma sorprendente, encontré el estado de paz y de armonía utilizando solo mi atención. La clave se hallaba en el estado de vigilancia y observación sin interferencia con nada que entrara o saliera de mi mente. Me di cuenta de que este estado de vigilancia es el nirvana. Nirvana no es un lugar específico, sino más bien un estado de ser particular.

Esto fue para mí una revelación en el sentido de que me di cuenta de dos cosas muy importantes. Lo primero y, ante todo, los maestros, místicos, profesores y todos los métodos que había experimentado hasta ese momento solo me habían servido como una preparación antes de llegar a la experiencia real.

En segundo lugar, y esto es mayúsculo, lo tenía que hacer solo; nadie podía hacerlo por mí. Hacerlo era mi tarea. Los maestros y los métodos me habían ayudado hasta ese momento de mi existencia, pero ahora tenía que ser *mi* experiencia, y no la de ningún maestro.

Esto me abrió a una comprensión completamente nueva de ver las cosas. Cada nuevo día me sentía renovado. Cada mañana, al abrir los ojos, me sentía una persona nueva. Lo que dijo Jesús sobre el renacer estaba muy claro, a mi entender.

Por entonces vivía en Canadá y pasaba tiempo meditando en mi jardín, bajo un arce gigantesco. De repente la vida se convirtió en algo tan nuevo y tan lleno de presencia como nunca antes. Era como si hubiera despertado de un sueño extenso y prolongado.

Allí, sentado bajo mi árbol de meditación podía hacer frente a cualquier acontecimiento de mi vida sin juicio o valoración, sin crítica ni aprobación. Solo estaba allí, sin hacer nada.

La revelación de dejar de actuar fue muy poderosa, ya que estaba acostumbrado por entonces a juzgar muchas de las cosas de mi vida. Aunque viajaba muy a menudo para enseñar métodos de meditación a grupos en todo el mundo, mi ocupación principal era la de dirigir un departamento en el Aeropuerto Internacional de Toronto.

Tenía que hablar con cientos de personas al día. Desde un punto de vista espiritual, me encontraba literalmente en medio del caos, por lo que mi revelación tuvo un profundo impacto sobre mi trabajo.

De repente fui consciente de mis propios automatismos; me daba perfecta cuenta de cada acción que realizaba, consciente o inconscientemente.

Formaba parte de un enorme mecanismo sin personalidad ni carácter. Mi carisma era puro ego. Rápidamente y sin esperarlo, me vi capaz de salir de ese mecanismo, siendo capaz de observar cada uno de sus movimientos, sin juzgarlo.

Escuchar más allá de la dualidad

Aprendí a ver y a escuchar más allá del análisis que hace la mente. Dado que unas de las funciones principales de la mente son dividir, fragmentar y analizar, cuando me hallaba en un estado de «no-mente» era capaz de desarrollar otro modo de escuchar y percibir el mundo a mi alrededor.

Conseguí ser capaz de escuchar como un todo, no solo como una mente. En este nuevo proceso descubrí otra cualidad de la que disfrutaba enormemente: dejé de juzgar y de analizar a mis interlocutores, las palabras que me dirigían o las acciones en las que me encontraba implicado.

Incluso cuando deseaba algo, dejé de correr en busca de ello. Solo me limitaba a tenerlo en cuenta y de repente renunciaba a ello. *Ser* se convirtió en mi naturaleza. *Ser* se halla más allá de la dualidad. Se puede estar en un estado de *ser* o en un estado de *hacer*. *Hacer* es un logro, una realización, una actuación y una conclusión. Este hacer nos consume y nos condiciona.

Sin embargo, *ser* es algo completamente diferente. Al menos durante tres o cuatro años desde que nacemos nos encontramos en un estado de ser. Sencillamente somos, vivimos el momento, disfrutamos del «ahora». A continuación, cambiamos a un estado de hacer; interpretamos, deseamos y representamos.

Me sentí literalmente como un niño. Era capaz de escuchar todo el ruido a mi alrededor sin interferir ni juzgarlo. Era capaz de estar en el trabajo, justo en medio del aeropuerto, y sentir como si estuviera en el ojo de un huracán. En el entorno se desataba la locura de uno de los aeropuertos más ajetreados del mundo y no me afectaba en lo más mínimo. Me encontraba en ese punto central del huracán en el que mora el silencio y la paz. Veía, percibía y sentía el vórtice gigante de movimiento a mi alrededor, pero no me afectaba en absoluto. Podía sentir con claridad la percepción de que estoy en el centro de mi ser.

El único método que utilicé para permanecer en este estado de ser fue la intención y la atención. Cuando utilizaba mi atención, me hallaba en una especie de estado perpetuo de movimiento; la energía que usaba para cualquier actividad era sustituida de inmediato por la misma cantidad de energía procedente de mi interior.

Hacía frente a cualquier circunstancia con este nuevo método: la pasividad de la mente y la atención. Atención a lo que fuera sin implicar la mente, sin criticarlo ni aprobarlo, sin valoración o denuncia. No censuraba, recortaba, eliminaba o corregía nada de lo que observaba. Se trataba de un sencillo proceso de observar las cosas sin considerarlas agradables o desagradables.

De pronto fui consciente de mis propios automatismos y repeticiones innecesarias. A través de la atención fui capaz de disminuir hasta hacer desaparecer la realización de acciones inconscientes. Pensamientos e imágenes, deseos e ideas, recuerdos y personificaciones, semejanzas y similitudes se volvieron tan escasas, que casi desaparecieron.

Llegado a este punto, los pensamientos negativos solo aparecían cuando no utilizaba mi atención.

Fue una forma interesante de encontrarme conmigo mismo, podría decir incluso que bastante difícil. En solo unos instantes surgieron y desaparecieron miles de pensamientos, bajo la presión de mi atención, justa e imparcial. En algunos instantes incluso me sentí literalmente vacío. Era el sabor de una nueva libertad; una liberación distante e imparcial de viejos patrones y sistemas de creencias.

Ese vacío en mi mente me aportó un incremento de energía y frescor sin precedentes. En mi interior se desarrolló una combinación de vitalidad y vivacidad, vigor y salud.

Mis amigos, compañeros de trabajo, familiares y estudiantes notaron de inmediato el cambio en mi energía. La práctica progresiva de la atención me aportó tranquilidad y redujo mis ganas de conversar, un estado completamente nuevo. A pesar de que mis ojos brillaban llenos de energía y luz, prefería permanecer tranquilo y limitarme a observar a través de la atención. Comenzaron así a desvanecerse las manifestaciones de mi ego, que me llevaban a la competición, la ambición, el control, la dominancia y la superioridad, en un océano de paz y de quietud.

Por primera vez, como si fuera un observador externo, vi la clara imperfección y la debilidad en la estructura de mi ego. Había escuchado historias de personas en su camino al desarrollo espiritual, de buscadores de Dios, de místicos y maestros, que habían pasado por un proceso largo y doloroso a causa de una agotadora lucha con su ego. Sin embargo, en mi caso el proceso fue más leve y fácil de sobrellevar. La limitación de la mente, formada tras años de condicionamientos, se había desmoronado y desintegrado suave y gradualmente.

El conocimiento interior

Habían pasado ya más de cuatro años desde que comencé por primera vez a practicar el método de la intención y la atención. Una gélida mañana de febrero ocurrió algo justo después de levantarme, cuando me preparaba para ir al trabajo.

La energía de los inviernos canadienses es asombrosa. Durante el invierno, en esta región del mundo existe una vibración específica. Sabes que en el exterior la temperatura es de –35 °C, incluso aunque el entorno interior sea agradable. Uno es capaz de escuchar el suave sonido de los copos de nieve cuando caen sobre el blanco manto de nieve que abraza la tierra.

Solía levantarme muy temprano, a las 3:30 horas, para comenzar el día con una meditación de tres horas. Esa mañana, tan pronto como abrí los ojos, pude sentir un poderoso cambio en la estructura de mi pensamiento. Hasta esa mañana, cuando me levantaba observaba la aparición y la desaparición de mis pensamientos durante un par de minutos. Sin embargo, esa mañana me sorprendí al ver que mi pensamiento había cambiado su patrón habitual. En efecto, había parado de pensar. No había actividad mental en absoluto, ni hacia el pasado ni hacia el futuro. Era capaz de escuchar a lo lejos el ruido de la autopista, sentir la textura de las sábanas de la cama en contacto permanente con el momento presente. Me hallaba en perfecta unión conmigo mismo.

En esta unidad, un sentimiento afectuoso empezó a manifestarse gradualmente a través de mi ser. Una consciencia de compasión, calidez, tolerancia, sensibilidad y ternura comenzaba a crecer en mí. Se trata de algo que no puedo comparar o equiparar con nada de lo que he sentido en mi vida.

Salí de mi casa hacia el trabajo en ese estado de consciencia. Mi armonía y estabilidad con el momento presente eran extraordinarias. Durante un par de horas no experimenté ningún pensamiento en absoluto y lo único que hice fue permanecer completamente desconectado, como si fuera un observador externo que se mira a sí mismo y al mundo exterior.

Era capaz de verme claramente a mí mismo y a la gente con la que interactuaba, como si viera una película o un sueño. La única diferencia radicaba en que era capaz de entender conscientemente lo que hacía; podía continuar mis actividades sin interferencias de mi ego.

Volví a casa después del trabajo y entré en meditación. Durante la meditación fui capaz de sentir y comprender cómo me abandonaban los así denominados valores y el sentido de valía, los comportamientos externos y todas mis máscaras. Todo ello ocurrió sin que mediara intervención o influencia por mi parte; fue una profunda reestructuración de mi mentalidad y de mi realidad. Lo único que importaba era la autenticidad de mi presencia completa en el momento presente; sin recuerdos o pensamientos acerca del futuro.

Desapareció todo lo relativo a este mundo y mi mente quedó suspendida en un agujero vacío, un lugar hueco, una abertura que me permitía estar en contacto con el «ahora», con el momento presente. Ese estado de consciencia me llevó a un nuevo nivel de percepción: un conocimiento interior.

Durante los dos años siguientes fui capaz de ver, percibir y sentir cómo la gente que me rodeaba se hallaba atrapada en su propia forma de pensamiento condicionada, en sus patrones de creencias.

Me di cuenta de que la única forma de escapar de estas expresiones y estructuras repetitivas consistía en utilizar el conocimiento interior de una forma honesta y adecuada.

Asimismo, observé lo estrecho que puede llegar a ser el camino del autoconocimiento. El mero hecho de pensar que estamos en el camino del autoconocimiento forma parte de las inagotables maneras a través de las cuales el ego mantiene nuestra mente ocupada a la vez que se da importancia a sí mismo.

El encuentro

Nada me había preparado para el encuentro que estaba a punto de ocurrir en los primeros días de octubre de 2015. Habían pasado ya más de doce años desde que experimenté un conocimiento interno. No se trataba de una doctrina, ideología o principio. Se trataba de un poderoso y silencioso encuentro con mi ser.

El conocimiento interno no puede considerarse un método, sino más bien una experiencia que ocurre cuando el ego deja de funcionar. Es una conversación con lo Absoluto, con el universo. Tan pronto como mi ego se quedaba en silencio e inactivo, era capaz de abrirme a los poderosos regalos que brindaba lo Absoluto.

Esa mañana empezó como siempre: con el fin de prepararme para la meditación, practico durante media hora un movimiento avanzado de *tai chi chuan* al estilo yang (con ochenta y cinco movimientos); realizo ejercicios de movilidad para la columna vertebral y las piernas (técnica *maha mudra*) en combinación

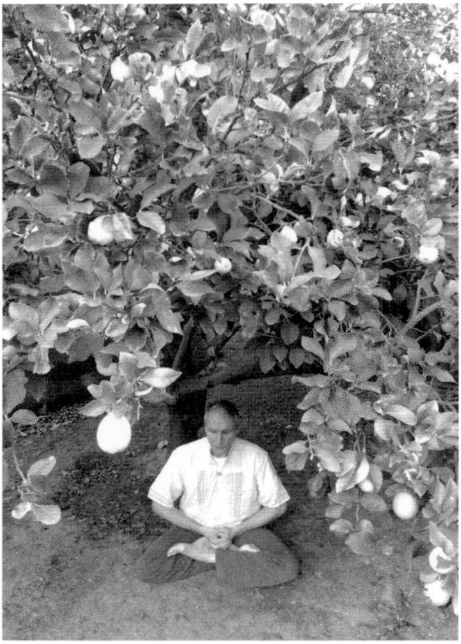

Daniel Mitel,
meditando bajo el limonero

con un poco de entrenamiento para los músculos. Aunque no soy un yogui, me encanta practicar el *sirsasana* antes y después de mi meditación, una postura en la que uno se sostiene con la cabeza y que ayuda a aumentar el flujo de sangre en el cerebro y a limpiar la glándula pineal.

En ocasiones, tras la meditación, siento la necesidad de tumbarme en *shavasana*, la postura del cadáver. Este ejercicio permite que mi cuerpo se reorganice y se reajuste por sí solo.

Así, finalizo mi preparación para la meditación y tomo asiento cómodamente en la postura de medio loto. Es mi postura favorita para meditar, ya que al sentarme en el margen delantero de un pequeño cojín mi columna vertebral queda recta y mi cuerpo se mantiene estable durante un largo periodo de tiempo.

Debido a que viajo muy a menudo, no tengo un lugar concreto para meditar; mi meditación es igual de intensa en cualquier lugar del mundo. Sin embargo, cuando la climatología lo permite, sea donde sea que me encuentre, disfruto con la meditación al aire libre, en contacto con la Tierra, y sintiendo la energía de la naturaleza que me rodea.

A principios de octubre, la isla de Chipre desprende una fragancia celestial. Amanece pronto por la mañana y el perfume de las flores resulta inolvidable.

Salí al jardín y me coloqué en posición de meditación con los ojos cerrados, bajo la delicada sombra de un magnífico limonero. Mi lengua se colocó de forma automática en la posición *kechari mudra*. Estaba totalmente relajado y comencé a respirar rítmicamente. Los años de práctica de *kriya* yoga han modificado por completo mi forma de respirar. Como siempre, al cabo de unos minutos, una energía muy agradable rodeó mi cuerpo por completo.

En raras ocasiones, durante la meditación, abandono mi cuerpo y viajo al mundo astral. Por lo general, me desplazo a mi corazón y allí «vivo» una experiencia. Sin embargo, en esta ocasión, sentí una llamada para salir fuera de mi cuerpo. Poco a poco salí de él, de forma ascendente, atravesando las ramas y las hojas del limonero.

Me detuve un momento para observar mi cuerpo abajo y, por primera vez, sin dudarlo, tuve la intención de encontrarme con Dios.

Se produjo un movimiento vertical inesperado y sumamente rápido; crucé un espacio enorme, como nunca antes había ocurrido en mis viajes fuera del cuerpo. Sentí cómo me movía a través de dimensiones y universos, espacios cósmicos y mundos. Miles de millones de años luz desaparecieron en un momento y atravesé la materia y la energía en un abrir y cerrar de ojos.

Mientras me desplazaba, fui capaz de distinguir a lo lejos ciertos sonidos, como el rechinar de los metales o el sonido del papel al cortarse con una cuchilla afilada. Esto ocurrió un par de veces. Cada sonido estaba relacionado e iba acompañado con la sensación de pérdida de una capa o manto que me cubría. Perdí la cuenta, pero después del último sonido, uno muy suave y casi imperceptible, supe con certeza que había mudado todos mis cuerpos.

Me convertí en consciencia pura y en luz cósmica. Era una chispa de luz, consciencia lúcida, que podía desplazarse a cualquier lugar dentro del gran océano del Espíritu Infinito. Me rodeaba un número infinito de chispas parecidas a la mía. De forma simultánea, percibí mundos y universos conectados conmigo, con mi auténtico yo y con el resto de chispas a mi alrededor.

El tiempo y el espacio habían perdido fuerza. Millones de yoes, el destello de Dios, la inteligencia primaria del universo, se habían manifestado como miríadas de mundos, dimensiones y esferas que pasaban a través de mi consciencia divina en un solo instante. Fui capaz de experimentar el «Soy lo que soy».

Volver a mi cuerpo físico me aportó un fuerte silencio interior. Incluso aunque hubiera vuelto de nuevo al espacio confinado del cuerpo humano, era consciente del contacto con mi yo divino, con el pensamiento primario de la creación.

Me tumbé con suavidad abrazando a la Madre Tierra mientras resbalaban por mi rostro lágrimas de gratitud. Me convertí en la unidad entre hombre y naturaleza, entre hombre e infinito. Podía sentir el universo dentro de mí; todo el universo vibrando en mi corazón. *Soy lo que soy.*

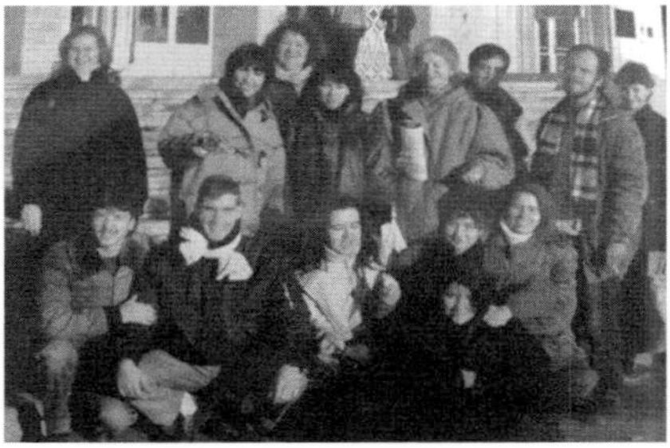

Con Lady Ana, después de una gran meditación juntos, 1991

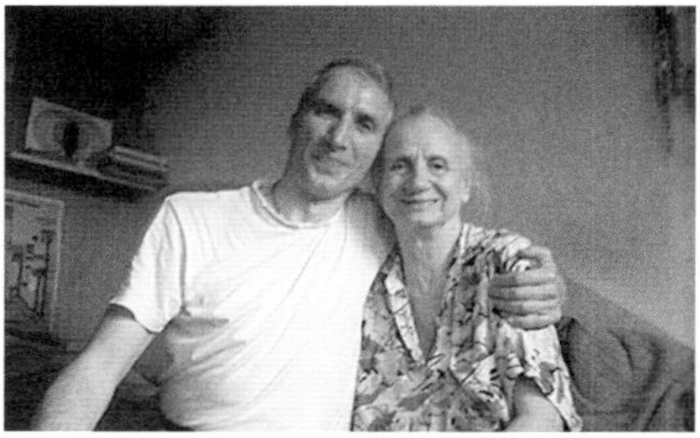

Con Lady Ana, semanas antes de su muerte, 2012

Capítulo 5
Lady Ana
El gran avatar del conocimiento y el corazón intuitivo

En 1990, cuando conocí a Ana Pricop, seguía una rutina espiritual muy marcada. Nos encantaba llamarla simplemente «Lady Ana». Era tan humilde, modesta, y sus códigos y valores morales, terrenales y cósmicos, tan elevados que ni siquiera la palabra «maestra» reflejaba nuestro sentir por ella.

En aquella época practicaba el *kriya* yoga y la meditación zen con regularidad, además de ejercicios específicos de artes marciales. Al mismo tiempo leía cientos de libros. Entre mis autores preferidos se contaban Krishnamurti, Osho, Yogananda, Rumi y Carlos Castaneda. También estudié cinco obras espirituales de importancia mayúscula: *El libro de Urantia, Un curso de milagros, Las claves de Enoc, La agenda de madre* y *Filocalia,* una colección de textos escritos entre los siglos XIV y XV por maestros espirituales de la tradición hesicasta.

Había oído historias acerca de «la anciana maestra», de quien se decía que podía sanar a otras personas simplemente hablando con ellas o que podía enseñar a las personas a entrar en su corazón con la utilización de ciertos métodos poderosos.

Mi interés por conocerla se duplicó cuando un buen amigo que la conocía personalmente me contó que en breve impartiría una conferencia. Sabía que ella, junto a un grupo de estudiantes que la acompañaban, trabajaba con algunos de los casos médicos más difíciles: enfermos de cáncer, leucemia o sida.

Unos días después, mi amigo me pidió que le acompañara para conocer a Lady Ana. Por norma general los encuentros con maestros espirituales no me causan un gran entusiasmo. Más bien permito que la experiencia ocurra sin expectativas. Sin embargo, antes de conocerla sentí cómo pasaba por mi cuerpo una fuerte ola de energía en un par de ocasiones. Era una especie de reconexión con mi yo. Me sentí mucho más centrado y mi mente dejó de producir toda esa cantidad de pensamientos a la que estaba acostumbrado.

De forma instintiva comprendí que internamente había pedido conocer a Lady Ana y la oportunidad me llegó de forma natural porque estaba preparado. También fui consciente de que, al producirse ese encuentro, ocurrirían cambios muy importantes en mi vida.

El estado de no-mente

Me encontraba sentado en un banco compartiendo un *bretzel* con unas atrevidas palomas que comían directamente de mi mano mientras esperaba. Había llegado con casi dos horas de antelación al encuentro. Uno de mis pasatiempos favoritos consistía en sentarme en un banco a leer un libro o a dar de comer a los animales. No me di cuenta de la mujer mayor que se había sentado al otro extremo del banco. Cuando me di la vuelta y la miré a los ojos supe exactamente quién era.

—Tu amigo asegura que te gusta decir «mi mente está en silencio cuando medito». Eso es imposible —me dijo Lady Ana—. Hablando en sentido figurado podría ser, pero la mente literalmente está ausente de silencio.

—Entonces, ¿no existe una mente en silencio? —le pregunté enormemente sorprendido.

—Una mente en silencio no existe. Cuando aparece el silencio, la mente desaparece, se desvanece, —explicó la mujer.

—Es como decir que eres un muerto viviente —continuó—. No tiene ningún sentido. Si estás vivo, no estás muerto. No puedes ser ambos.

La observé. Vi algo completamente diferente comparado con otras personas a las que había conocido. A sus sesenta y pocos años, emanaba de ella una extraordinaria y única belleza que emergía de su interior. Tu atención se sentiría irremediablemente atraída por la luz de sus ojos.

—Dicen de ti que eres una gran maestra. Te llaman «el gran avatar del conocimiento» —le dije mientras la miraba.

—¿Ves? Tenía razón, tu mente no puede parar. Cierra tus ojos —me dijo Lady Ana—. Observa, percibe y siente que eres solo una ola en el vasto océano del universo.

Obedecí en el acto. Un suave sentimiento de calidez abrió mi corazón.

—¿Cómo te sientes? —me preguntó.

—Como si mi centro me hubiera abandonado y se hubiera desplazado al centro del universo. Ya no estoy separado. Ya no tengo miedo —le respondí.

—Ves... este es tu yo real —comentó Lady Ana con una sonrisa—. Ya sabes cómo volver a la unidad con el universo; esta unión te aporta la unidad. Te sientes dichoso. Todos los conflictos y miedos de tu interior desaparecen y te sientes fresco y rejuvenecido.

El enfoque holístico

Continué trabajando con Lady Ana durante más de veinte años. En ocasiones, llegué a tomar un avión desde el otro lado del mundo solo por pasar un par de días junto a ella.

De hecho, era un gran avatar de conocimiento. Poseía una cualidad única para ayudar, asistir o sanar a cualquiera que lo necesitara. No le gustaba el término «sanar». Consideraba que todos los seres humanos ya estaban sanos, eran seres perfectos, por lo que utilizaba el término «rectificación de las energías». Era capaz de conectar de forma instantánea con los registros akáshicos y de ahí «extraer» la información necesaria que uno pudiera necesitar en el momento y en el lugar de encuentro.

Como los demás seres de luz de elevado nivel de consciencia que están aquí para guiarnos, Lady Ana era consciente de que para poder ayudar a alguien necesitamos tres cosas. En primer lugar, hemos de pedir autorización al Ser Superior de esa persona. A continuación, si recibimos una respuesta afirmativa, deberemos limpiar las acciones kármicas a las que todos estamos ligados, buceando a fondo en sus aguas superficiales. Ahí, junto con la persona que pidió asistencia, buscaremos la causa real de la enfermedad. En última instancia, será necesario integrar la información que hemos recibido con un enfoque holístico que pueda realmente ayudar a esa persona.

El enfoque holístico que utilizaba Lady Ana era único en el sentido que nunca utilizaba el mismo método para cada persona. Sus manos hacían magia. Conocía con exactitud en qué meridiano actuar para desbloquear aquello que había causado dolor a una persona durante meses.

Uno no es capaz de imaginar la cantidad de energía que era capaz de enviar a través de sus manos al punto específico del bloqueo. Era como si el fuego te tocara. En ocasiones sentías un dolor intenso durante unos instantes para luego, cuando la energía volvía a fluir, tener la sensación de renacer.

A veces pedía a las personas que repitieran una palabra específica relacionada con el bloqueo en su cuerpo. La palabra o la frase se debía repetir entre diez y quince minutos para después sentir un dolor insoportable en alguna parte del cuerpo.

Lady Ana era una erudita en cuanto a limpiar el trauma emocional vinculado a una enfermedad. Sabía que una enfermedad está causada por un trauma emocional o por un patrón de creencias. Solo he conocido a una persona más con una capacidad como esta: Drunvalo Melchizedek.

En ocasiones recomendaba una dieta específica para ayudar a equilibrar el lado masculino y el femenino en perfecta armonía.

Al ser un *mahavatar*[1] del conocimiento, Lady Ana era capaz de utilizar toda la información relacionada con los cuerpos físico, emocional y mental.

---

1 Término que significa «Gran encarnación terrestre de una deidad».

Mantuvimos incontables conversaciones, a veces durante horas o incluso días, sobre el *I Ching*, *Upanishads*, *Bhagavad Gita*, el Brahmaputra, la Biblia, el Corán, el Zohar, la Torá y el *Tao Te Ching*. Estudiamos extensamente los trabajos de Patanjali, Yogananda, Sri Yukteswar, así como las nueve prácticas budistas de devoción de Buddhanusmrti.

Conversamos de manera interminable sobre Jesús, Buda, Moisés, Mahoma, Babaji, Lao-Tse, Confucio, el Nagual Don Juan, Saint Germain, Kuthumi, El Morya, Ramtha, Anastasia, Drunvalo Melchizedek y otros muchos maestros espirituales ilustres que han influenciado, de una u otra manera, la vida espiritual de este planeta.

Ella contactó varias veces con la Gran Hermandad Blanca y, en una ocasión, durante un experimento en el que usábamos un aparato específico para la lectura de auras, invitó a un Maestro Ascendido a que nos acompañara. Él se presentó a sí mismo como Mark, y permitió que Lady Ana grabara su aura específica. Existe una clara diferencia entre un ser multidimensional y un humano (*véase* la imagen de la comparación del aura en el sitio web del autor[2]).

Lady Ana utilizó un enfoque holístico para ayudar a miles de personas de todo el mundo. Aunque nació en la República de Moldavia y vivió la mayor parte de su vida en Rumanía, visitó una gran cantidad de países (incluyendo Estados Unidos, Rusia, Alemania y Francia) en los que impartió conferencias y talleres de desarrollo espiritual a gente de todo el planeta.

2 www.danielmitel.com/wp-content/uploads/2016/03/Auras-comparisons.001.jpeg

Volver a conectar con la energía primordial

La parte más importante del trabajo de Lady Ana era lo que ella solía llamar «el corazón intuitivo». El trabajo de Lady Ana se realizaba de la forma femenina más pura. Llevaba a cabo sus meditaciones y consejos para recuperar la salud de inmediato; no existían planificaciones previas ni manuales a seguir. Se trataba de una guía espontánea realizada al momento, en el «ahora»; su intuición funcionaba con el significado perfecto en cada instante.

Los años de meditación a su lado me ayudaron a crecer y avanzar hacia la forma femenina de entrar en el corazón.

Lady Ana decía que necesitábamos desplazar nuestro «piloto interior» del cerebro al corazón; que debíamos «funcionar» desde el corazón, no desde el cerebro. Del mismo modo que los demás maestros que habían alcanzado la realización de Dios, ella sabía que volver a funcionar desde el corazón era el paso más importante para el ser humano.

Y al igual que el resto de maestros, lo primero que nos enseñó fue a conectarnos con la Madre Tierra, el Padre Universo y el Ser Superior. Su meditación era muy parecida a las meditaciones tibetanas. Le gustaba denominarla «la reconexión». Ella solía decir que debemos reconectarnos con la energía primordial, la energía ancestral de la que venimos.

En realidad es una reconexión. Hemos olvidado completamente que fue la Madre Tierra quien nos dio nuestros cuerpos. Hemos olvidado que, si no somos capaces de conectarnos de nuevo con la Madre Tierra y con la vibración del Padre Universo, no seremos capaces de entrar en el corazón. Hemos dejado de recordar que, si no nos comunicamos con nuestros seres superiores, estaremos perdidos en nuestra búsqueda de la verdad.

Vamos a revisar los pasos principales de la meditación[3].

En primer lugar, busca un lugar donde poder estar tranquilo durante al menos media hora. Colócate en una postura cómoda con la columna vertebral recta y los ojos cerrados. Pon atención a la parte superior de la cabeza e imagina que inhalas la palabra «calma» a través de la fontanela, el chakra de la corona.

A continuación, visualízate en algún lugar de la naturaleza, un emplazamiento que conozcas y por el que sientas un amor especial, y conviértete en parte de la tierra. Siente, por ejemplo, que te has convertido en un árbol de raíces fuertes y poderosas. Observa que eres literalmente la tierra; cada uno de los cinco elementos del universo están dentro de ti: tierra, agua, madera, fuego y metal.

Siente que creces cada vez más y que el universo te rodea. Orbita alrededor del Sol. Percibe la conexión con los miles de estrellas que te rodean.

---

3 El archivo de audio completo de esta meditación en mp3 (de 22 minutos) se puede encontrar en www.danielmitel.com. Estarás más cómodo si lo escuchas con los ojos cerrados.

El proceso a la inversa

La guía llena de espontaneidad de Lady Ana en su meditación constituía una parte esencial en nuestra búsqueda para encontrar los secretos del corazón. Todos los que formábamos parte del equipo que trabajaba a su lado sabíamos que este paso era la clave necesaria en nuestra evolución espiritual. En definitiva, es el paso más importante para reconocer quiénes somos en realidad. Ella sabía que el único momento en el que de verdad *somos* es cuando dejamos de pensar. Cuando dejamos de pensar, aparece nuestra guía interior.

Lady Ana utilizaba una guía espontánea para devolvernos a la inocencia. Según su extraordinario conocimiento, se utiliza esa guía espontánea para que volvamos a ser de nuevo sencillos e inocentes. Dado que estamos tan enredados en el *hacer*, casi hemos olvidado por completo el hecho de *ser*.

Hemos olvidado que *ser* es nuestra verdadera naturaleza. *Hacer* es solo un logro, un resultado de nuestras actividades diarias. La maestra nos ayudó a recuperar la integridad, a ser libres y capaces de desplazarnos hacia el corazón.

La tarea no era fácil porque nuestras mentes entendían muy fácilmente la dualidad y a la mente le encanta dividir el todo en trozos. Tendíamos a dividir cada cosa que caía en nuestras manos. Cada libro que leímos, cada meditación que hicimos, cada ejercicio que realizamos, todo debía dividirse y analizarse hasta su parte más pequeña. Lady Ana sonreía al ver nuestros patéticos esfuerzos e intentos de separar y escudriñar todo sobre nuestra existencia.

Nos gustaba conversar día y noche acerca de todo tipo de técnicas de meditación, sobre chakras y energías, sobre auras y poderes espirituales. Ella escuchaba con paciencia cada uno de nuestros comentarios para finalmente unirse al juego como si fuera un niño pequeño.

Ella reía con gran entusiasmo y franqueza frente a nuestras suposiciones sobre la existencia, el universo infinito y la divinidad. Permitía que nuestras mentes volvieran a los fragmentos, sabiendo perfectamente que la verdad es un todo, no una parte.

Lady Ana nos ayudó a hacer un proceso completamente a la inversa; nos ayudó a sintetizar y a cristalizar los fragmentos de nuestras mentes. Nos encontrábamos frente a un rompecabezas gigante con la maestra a nuestras espaldas, que nos ayudaba a poner cada pieza de vuelta en su sitio. Necesitábamos poner en su lugar todos esos fragmentos y reconstruir el todo que habíamos roto antes.

Para ir a nuestro corazón, necesitábamos reaprender el proceso de no-mente. Debíamos recuperar la confianza en nosotros mismos y tener fe. Ella utilizó algunas de las formas más sencillas para llevarnos de vuelta a quienes somos en verdad: música, pintura, conexión con la naturaleza y mucho más.

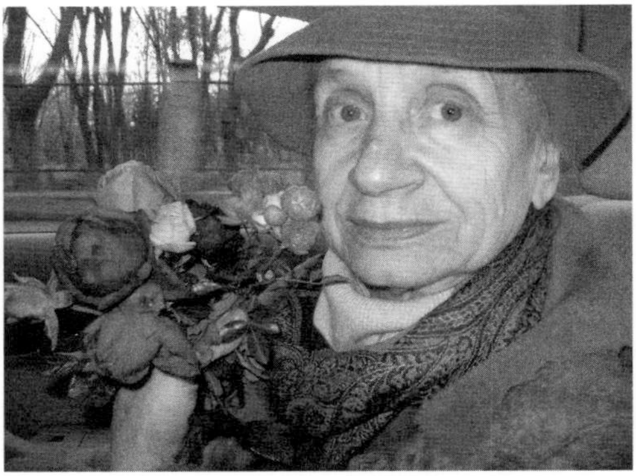

Lady Ana,
la maestra con flores, 2010

Nos indicaba que saliéramos y escucháramos un concierto de Beethoven o Mozart a mitad del día. Cientos de mañanas nos pidió que la acompañáramos al centro del bosque para relajarnos cerca de un manantial. Y en muchas ocasiones nos pidió que lleváramos con nosotros las pinturas y pinceles para comenzar a pintar con los ojos cerrados.

Paso a paso desmanteló nuestra actitud mental de observar las cosas. Nos llevó años darnos cuenta de una cosa muy sencilla: la divinidad, o Dios, independientemente del nombre que se le dé, esa parte oculta que buscábamos con desesperación, estaba *aquí* y *ahora*.

El método intuitivo del corazón era simple; cuando Lady Ana veía que estábamos en una actitud de no-mente, trabajaba con nosotros con su guía llena de espontaneidad y nos llevaba al corazón. Era tan sencillo que, cuando entrábamos en el corazón, la sensación era de naturalidad; era como estar de nuevo en casa.

Entrar en el corazón a través de la intuición

Tuve mucha suerte de haber utilizado el método intuitivo desde el principio de mi búsqueda. Fui afortunado y bendecido al haber estado cerca de la maestra que devolvió mi espíritu de nuevo al corazón, con el método más fácil y menos complicado.

Fue durante uno de los paseos bajo los centenares de tilos de Copou Hill, el famoso lugar donde se encuentran las universidades de la ciudad rumana de Iaşi. La fragancia de la flor del tilo es única, por lo que decidimos sentarnos en la hierba bajo un viejo tilo. Nos rodeaban las hojas acorazonadas y el aroma de sus flores en tonos amarillos.

Habíamos subido a la colina tras un concierto de Bach. La música celestial aún reverberaba en nuestras células.

—Cerrad los ojos —dijo Lady Ana.

—Observad, percibid y sentíos completamente relajados. Observad vuestra mente y permitid que se transforme en un sereno cielo estival azul. Como si lo vierais desde abajo.

Vuestros pensamientos son las nubes blancas que se mueven a través de él.

Procedimos a realizarlo de inmediato. Percibí un sentimiento de calma y paz.

—Permitid que un suave viento empuje todas las nubes hacia la izquierda, hasta que todas ellas hayan desaparecido.

Cuando la última nube desapareció por la izquierda, empecé a percibir un sonido que resonaba en el centro de mi tórax.

—Sentid u observad dónde está el corazón, o escuchad la vibración que procede del centro del tórax. Escuchad el sonido del corazón y poned atención en él. Podría ser una vibración, un sonido o el latido del corazón —dijo Lady Ana.

Al principio escuché claramente el latido de mi corazón, su pulso. Pero el latido comenzó a desvanecerse y la vibración se hizo cada vez más fuerte. Intuitivamente seguí la vibración y sentí como si cayera por un precipicio. Casi me sentí mareado, pero era una sensación muy placentera. Caía hacia dentro de mí. Permití que ocurriera sin oponer resistencia o anticipación. Algo irresistible me atraía en esa dirección, como un imán cósmico.

El tiempo y el espacio quedaron obsoletos. Pasé a través de miles de estrellas y luces en tan solo unos instantes. De repente me detuve; no lo hice en un lugar compacto. Se trataba de un suave final de trayecto. Podía ver colores, ondas de luz y de energía. Era capaz de percibir la presencia de otros seres. Me movía en libertad, como si no hubiera fuerza de gravedad.

Lady Ana permanecía en silencio. Inesperadamente la vi allí, en el lugar al que había llegado mi espíritu. La rodeaban abundantes ríos de luces y colores. Era enorme de un modo hermoso. Me sentí en calma, imparcial; había algo que me protegía.

Era capaz de ver cualquier cosa, podía moverme hacia el lugar del universo que quisiera solo con la intención. Podía comunicar lo que fuera a cualquiera, en cualquier lugar.

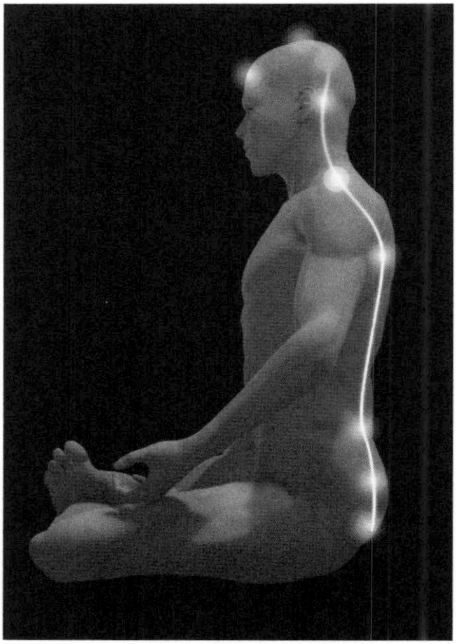

CHAKRAS DEL *KRIYA* YOGA

Capítulo 6

Los hombres santos de la India y el *kriya* del corazón

Los primeros recuerdos de mi vida se remontan a los tres años. Mi madre me observaba con tranquilidad mientras realizaba las tareas del hogar. Su mirada siempre reflejaba sorpresa mientras me veía jugar en silencio, por lo general con un pequeño bolígrafo y un trozo de papel o con un barreño de plástico del tamaño de la cuarta parte de un cubo que utilizaba para llevar fuera la ropa limpia y tenderla al sol.

Más adelante mi madre recordaría que yo fui un niño atípicamente tranquilo; no lloraba por hambre o sed. Me acariciaba con suavidad y prestaba más atención a mis gestos y a mis ojos que a las ocasionales palabras que pronunciaba.

Mi juego favorito consistía en sentarme en la parte superior del barreño con las piernas cruzadas en la postura de medio loto. Como si tuviera un imán, mi lengua se colocaba en la parte superior de la cavidad oral, sobre el paladar blando y en la zona nasofaríngea, la bien conocida técnica del *kechari mudra*. Sentía una cálida energía en ascenso por mi columna vertebral y un agradable sabor dulce en la boca. Cerraba los ojos y sentía como si me desplazara o volara en el vacío.

Tardé unos cuantos años en darme cuenta de que estaba practicando *kriya* yoga, la técnica de respiración espinal que el *mahavatar* Babaji compartió con todos nosotros. Practicar esta técnica fue mi primer contacto con la *kundalini o* energía primaria. Esta permanece latente en la base de la columna vertebral. El *kriya* yoga, o respiración espinal, es una de las mejores técnicas para desplazar la *kundalini* hacia arriba, a través de los principales centros de energía de la columna vertebral.

Al cabo de muchos años de práctica y enseñanza de *kriya* yoga, he visto que hay una etapa muy importante del *kriya* yoga que por lo general se alcanza tras una enorme práctica de *kriya pranayama*, *omkar* y *thokar*. El *kriya pranayama* es la técnica principal del primer *kriya* y ayuda a la energía a desplazarse a través de los canales sutiles e invisibles por los que fluye la energía vital en la columna vertebral.

Los canales principales son ida, energía femenina o yin, que fluye en sentido vertical por el lado izquierdo de la columna vertebral, y pingala, energía masculina o yang, situado en paralelo a ida, por el lado derecho de la columna. Justo en el centro está sushumna, el canal principal, que contiene todos los centros de energía, los chakras humanos (*véase* imagen, página 70).

Las técnicas *omkar* y *thokar* forman parte de los *kriya*s superiores y ayudan al chakra del corazón a funcionar a su máxima capacidad.

Los hombres santos de la India, alumnos del *mahavatar* Babaji, se referían a la experiencia de la activación del chakra del corazón como la base de los caminos espirituales auténticos.

Lahiri Mahasaya, Sri Yukteswar, Yogananda y Satyananda pasaron mucho tiempo perfeccionando la energía del corazón.

Entrar en el corazón a través del prana

Muchos expertos en *kriya* coinciden en que la correcta combinación de prácticas de *kriya pranayama*, *omkar* y *thokar*, junto con *japa* (oración contemplativa), lleva a los practicantes al paso más importante de su viaje espiritual: el desplazamiento del espíritu desde el cerebro hasta el corazón. Yo lo denomino *kriya* del corazón.

Japa o la oración contemplativa forma parte de todas las escuelas espirituales. La oración contemplativa consiste en la repetición de una frase con un significado devoto. En *kriya* utilizamos el mantra de Krisna *Om Namo Bhagavate Vasudevaya* como enseñó Lahiri Mahasaya. El uso continuo de esta técnica tiene la habilidad de llevar a los devotos al estado divino de la oración del corazón.

Una sencilla concentración en la respiración y la práctica del *kechari mudra*, en combinación con un mantra, pueden ejercer un poderoso efecto en cualquier practicante. El *kechari mudra* es un paso particularmente importante. Desde que era niño, he mantenido siempre la lengua en esta posición. Curiosamente estaba convencido de que todo el mundo colocaba la lengua en esa posición y me quedé sorprendido cuando un buen amigo de la escuela me dijo que nadie podía mantener la lengua levantada durante tantas horas.

Kechari mudra, que procede de las tradiciones ancestrales del yoga, puede practicarse en diferentes fases hasta que resulte sencillo colocar la lengua en la zona nasofaríngea, la parte superior de la cavidad nasal. Al principio, es preciso curvar la lengua hacia arriba y colocar la punta tan lejos como sea posible en el paladar blando, hasta que seamos capaces de tocar la úvula sin forzar la lengua.

En varios textos antiguos se hace referencia a la importancia del *kechari mudra*. Buda enseñó a sus discípulos a presionar la punta de la lengua contra el techo de su cavidad oral para controlar sus pensamientos y el hambre. Varios textos de *hatha* yoga hablan de la potencia del *kechari mudra* para aumentar la *kundalini*, la energía primaria, y para acceder a varias reservas de *amrita*, el líquido divino de la cabeza, que posteriormente fluye al cuerpo. A nivel personal, puedo confirmar el efecto de este mágico néctar: pasé un mes en unas cuevas en el Tíbet y diez días en un retiro en Tailandia durante los que me alimenté solo de *amrita*.

No es mi intención iniciarte en el *kriya* yoga a través de este libro, ya que esto requiere el contacto personal y la supervisión de un maestro de *kriya*; sin embargo, deseo compartir mi experiencia con la práctica del *kriya* del corazón.

Recuerda que si deseamos alcanzar la gracia espiritual, hemos de realizar una práctica continua; el lema de Lahiri Mahasaya es ¡*Banat, Banat, ban jay*! (¡Hacer, hacer, un día estará hecho!).

Unos años de práctica fueron suficientes para ser capaz al fin de colocar mi lengua en el *kechari mudra*, respirar rítmicamente en *kriya pranayama* y comenzar una oración contemplativa.

Al cabo de un rato, mi corazón comienza a vibrar de forma continua, como un púlsar cósmico que emite luz a intervalos regulares. Una llamada interior que no puedo resistir, atrae, como un imán toda mi atención hacia el corazón. Un sentimiento cálido rodea mi tórax y crece alrededor de todo mi cuerpo, como una especie de campo de luz protector.

Comienzo a desplazarme por dentro de mi cuerpo, como una chispa de luz en el universo. A veces me lleva horas cruzar el espacio lleno de galaxias y cuásares, sistemas solares y estrellas en un viaje infinito hacia mi corazón.

Muy a menudo me encuentro aún en la mitad de mi viaje cuando me doy cuenta de que han pasado tres o cuatro horas y que he de volver a mi rutina cotidiana. Abro los ojos y, durante al menos una o dos horas, no dejo de sentir la vibración en todo el cuerpo, sobre todo en la zona del corazón.

Cuando soy capaz de cruzar el tiempo y el espacio para llegar a mi corazón, me siento como si volviera a nacer. Soy testimonio de la magnífica imagen de mí mismo: puro, inocente y conectado a la divinidad.

Capítulo 7

Los místicos del monte Athos, santa Teresa de Ávila y la oración del corazón

Uno de los momentos más gratificantes para cualquier buscador espiritual es el que se experimenta con la oración del corazón. Muchos grupos en el mundo la practican, pero me referiré a mis experiencias con las técnicas que derivan del monte Athos, las de santa Teresa de Ávila y, en un capítulo posterior, mi experiencia con los derviches sufíes.

Si decidieras practicar alguna de estas técnicas, podrías pensar que hay una gran diferencia entre ellas y las distintas formas de practicar y entender la oración del corazón, pero al final verás la sinergia entre los métodos que llevan a obtener los mismos resultados. De hecho, puedo asegurar que el *kriya* del corazón puede conducirte a los mismos resultados, si realmente se practica de corazón y con devoción.

Resulta desafortunado haber etiquetado como místicos islámicos, místicos ortodoxos o místicos católicos a los maestros que han conseguido la unificación con Dios con esos métodos, ya que ello podría provocar rechazo en personas con una orientación espiritual, y que reciben llamadas a la unificación. El logro que uno alcanza con la oración del corazón dura toda la vida y continúa más allá de la vida física de nuestros cuerpos, independientemente del nombre o de la etiqueta que le hayamos puesto.

Yo soy el mejor ejemplo: sin importar el hecho de haber practicado la oración del corazón con los místicos sufíes en las montañas de Irán, o con los místicos ortodoxos en el monte Athos o el *kriya* con los santos de la India, todos ellos me aceptaron y me ayudaron en mi búsqueda de la realización en Dios.

Tardé meses y años en descubrir que la oración del corazón ocurre de una forma muy peculiar; llega al interior del área misteriosa y secreta del corazón. Mi respiración y mi corazón se detenían por un momento y mis ojos se llenaban de lágrimas provocadas por emociones indescriptibles.

El amor por la belleza

El libro griego *Filocalia* constituye una de las colecciones más importantes de textos de práctica espiritual. Escrito entre los siglos XIV y XV dentro de la tradición hesicasta de la ortodoxia oriental, *Filocalia* es una guía con instrucciones originales de los místicos ortodoxos para la práctica de la vida contemplativa. El título del libro es muy sugerente: *Filocalia* significa «amor por la belleza». *Philia* quiere decir amor y *kallos*, belleza.

En el siglo XVIII, dos renombrados místicos, Nicodemo el Hagiorita y Macario de Corinto, reunieron esta colección de textos en un solo libro que se ha convertido en una guía básica para muchos buscadores espirituales de todo el mundo. El valor de *Filocalia* es incalculable: se convirtió en el principal libro de trabajo que utilizaron los místicos del monte Athos que practicaban el hesicasmo; no hay ningún otro documento escrito que lo supere en importancia.

Este libro es inmenso; la última versión inglesa se compone de cinco volúmenes. En otros idiomas, en rumano, por ejemplo, el padre Dumitru Staniloae tradujo en 1946 el trabajo completo original incorporando su propia experiencia: su edición abarca diez volúmenes completos. En ruso se compone de cinco volúmenes, con un total de más de cuatro mil páginas.

Este libro es un verdadero tesoro, lleno de consejos y de ejercicios; resulta fácil de leer y de entender, ya que los místicos trataron de explicar su experiencia de una forma sencilla y sin esfuerzo. Como en toda obra maestra espiritual, los maestros piden en *Filocalia* que usemos nuestra atención e intención de forma continua. A menudo los místicos se refieren a este estado como de «vigilancia» o «en guardia con el intelecto»; a veces lo llaman simplemente atención e intención. En líneas generales, no es posible adquirir ninguna de las virtudes de los místicos si no es a través de la vigilancia y la observación de nuestros propios pensamientos.

Para los que intenten practicar la oración del corazón, solo deberán prestar atención a ciertas partes del libro. Por supuesto, cada uno puede leer todos los volúmenes, pero para la oración del corazón en concreto bastará con leer y practicar ciertos ejercicios de esta obra maestra espiritual. Así, podrías leer acerca de los tres tipos de meditación en la segunda parte del libro de Nicéforo el Solitario, en el libro de san Gregorio del Sinaí (sin necesidad de leer los capítulos cortos) y en el de Simeón, el Nuevo Teólogo. Estas partes son esenciales para cualquiera que practique la oración del corazón.

Si tienes tiempo, lee el *Discurso de Fe* de Simeón, el Nuevo Teólogo y el libro de Calixto e Ignacio Xantopoulos. Tras un poco de práctica con la oración del corazón, te recomiendo que leas la experiencia y guía de los veinticinco Santos Padres en el arte de la verdad y del método esencial de la oración del corazón.

De acuerdo con las instrucciones de estos veinticinco místicos, a través de la práctica constante de la oración, nuestras almas evitarán cualquier acto no deseado e innecesario y pronto nos sentiremos atraídos por lo más esencial: la unión con Dios.

Los maestros piden que sigamos con la práctica de la oración del corazón, poniendo énfasis en la importancia y la necesidad de la cantidad de tiempo que invertimos en ello.

He sido testigo en numerosas ocasiones del efecto de la oración constante, sobre todo en los monasterios de la zona norte de Rumanía, donde los monjes místicos hesicastas oran sin interrupción.

La experiencia del peregrino ruso en *Relatos de un peregrino ruso* y *El peregrino ruso: tres nuevos relatos* también merece la pena. El origen de estos libros sigue siendo un misterio; se desconoce el autor y no se sabe si se trata de una referencia literal a una historia real escrita por el narrador, o si es una explicación en primera persona de un peregrino en particular. Según algunos testigos, se cree que el autor es el archimandrita ortodoxo ruso Mikhail Kozlov.

En todo caso, sea cual sea el origen y la intención de la fascinante historia de este autor anónimo, la forma en la que se narra su experiencia constituye uno de los mejores trabajos en el campo de la espiritualidad. En cuanto a ideales, el peregrino representa a una amplia categoría de personas que han pasado sus vidas visitando monasterios en el monte Athos, en Tierra Santa, o buscando a Dios a través de la oración del corazón.

Este peregrino encontró a un maestro espiritual que le aceptó como alumno y que le reveló el secreto de la oración continua. El maestro le pidió que repitiera la oración de Jesús tres mil veces al día durante dos semanas, para luego hacerlo seis mil veces y más adelante doce mil. Finalmente, el peregrino fue capaz de, literalmente, inhalar y exhalar la oración y experimentar el poder de la luz divina y el secreto del corazón.

La vida del peregrino cambió por completo; citó el pasaje evangélico de las aves en el cielo y los lirios en el campo y se sintió en unión completa con Dios y dependiente de Él. Para los que practicamos la oración del corazón, leer las páginas de este libro es como abrir los cielos infinitos del corazón.

Las nueve virtudes y las ocho pasiones dominantes

Uno de los textos de *Filocalia* escrito por san Gregorio del Sinaí sugiere que aquellos que practican el hesicasmo deben trabajar las siguientes cinco virtudes:

1. silencio
2. autocontrol
3. vigilancia
4. humildad
5. paciencia

El místico menciona a continuación que existen otras tres prácticas bendecidas por Dios:

1. salmodiar
2. orar
3. leer

San Gregorio del Sinaí añadió el trabajo manual como una última virtud para aquellos débiles de cuerpo. Obviamente, estas nueve virtudes son esenciales para cualquier practicante espiritual de cualquier método de iluminación.

Hemos de entender por «débiles de cuerpo» a las personas que no son capaces de controlar sus pensamientos y su mente. Se trata de un tema importante que aparece de diferentes formas en casi cada texto del libro. Simeón, el Nuevo Teólogo da a entender claramente que, si no vigilamos nuestro intelecto, no podremos alcanzar la pureza del corazón. Es del todo imposible lograr cualquiera de estas nueve virtudes de otra forma que no sea a través de la vigilancia. Por tanto, básicamente, hemos de aplicar atención e intención.

El maestro continúa con sus consejos solicitando que trabajemos con intensidad para conseguir tres cosas: la **primera** es respetar todo lo que surja en nuestra vida, sin importar que sea razonable o insensato. La **segunda** es intentar conseguir una consciencia pura a través de acciones bondadosas. La **tercera** es mantenerse completamente desapegado sin que los pensamientos se inclinen hacia nada de este mundo; fundamentalmente deberíamos evitar cualquier conflicto o rivalidad, de manera que permitamos que nuestro ego desaparezca poco a poco.

Sobre este mismo asunto, otro famoso místico, Evagrio Póntico, apodado El solitario, pide permanecer alerta de forma constante y protegernos de nuestros propios pensamientos mientras realizamos la oración del corazón. Es entonces cuando podremos ser capaces de finalizar la oración y continuar con nuestras actividades en calma y paz. Este maestro explica que no es posible llevar a cabo la oración con la debida pureza si nuestra mente está absorta en cosas materiales e intranquila con preocupaciones constantes.

Otro asunto importante del que escribe san Gregorio del Sinaí es acerca de las ocho pasiones consideradas dominantes: las tres pasiones principales, **gula**, **avaricia** y **ego**, y las cinco pasiones subordinadas, **lujuria**, **ira**, **abatimiento**, **languidez** y **arrogancia**.

El maestro pide que desarrollemos comportamientos específicos para cambiar las ocho pasiones dominantes:

1. generosidad
2. autocontrol
3. humildad
4. pureza
5. gentileza
6. alegría
7. valentía
8. quitarse importancia a uno mismo

En combinación con **fe**, **paciencia**, **amor** y las **nueve virtudes**, estos comportamientos específicos son de una gran ayuda y nos acercan a nuestro estado divino.

En cuanto a la comida, todos los místicos han dado el mismo consejo: una hogaza de pan es suficiente para cualquier persona que aspire a llegar a un estado de silencio interior. Además, afirman que nuestros alimentos deberían consistir en aquello que tengamos a mano, y no aquello de lo que tengamos antojo. La mejor y más breve norma para los buscadores espirituales consiste en mantener una combinación adecuada de ayuno, vigilancia y oración del corazón.

Entrar en el corazón
Método de Simeón, el Nuevo Teólogo

A menudo, cuando practico la entrada al corazón a través de la oración del corazón utilizo el método de Simeón, el Nuevo Teólogo. Son unas instrucciones claras y directas. Las principales cualidades que se precisan durante este ejercicio son la fe y la paciencia. Hay que recordar el lema del maestro Lahiri Mahasaya: ¡*Banat, Banat, ban jay*! (¡Hacer, hacer, un día estará hecho!).

Describiré el método en primera instancia y, a continuación, mi experiencia al utilizarlo.

En primer lugar, hemos de encontrar un lugar tranquilo, un espacio en el que meditemos, oremos o realicemos ejercicios espirituales. Es bueno utilizar siempre un mismo lugar porque lo cargamos con una vibración específica, que siempre ayudará a conectarnos más rápido con nuestro interior.

A continuación, hemos de detener nuestros pensamientos. Simeón, el Nuevo Teólogo, dice que es preciso sacar de nuestro intelecto todo aquello carente de valor.

El siguiente paso consiste en descansar el mentón sobre el tórax y concentrar nuestra mirada hacia abajo, al centro del abdomen o al ombligo. Nuestra atención debe estar totalmente centrada en la mirada fija al abdomen u ombligo, sin otros pensamientos.

Ahora es preciso ralentizar la respiración; esta debe ser lenta y suave. Conforme continuamos con la mirada y la respiración, cerramos los ojos y buscamos el lugar en el que se encuentra el corazón, en nuestro interior, allí donde los místicos afirman que residen todos los poderes del alma.

En un primer momento hallaremos allí oscuridad y una densidad impenetrable. Más adelante, según practiquemos día y noche, encontraremos milagrosamente una alegría incesante.

Según el maestro, en cuanto encontremos el lugar del corazón, veremos cosas que antes nos pasaban desapercibidas. Encontraremos un lugar abierto completamente luminoso y lleno de discernimiento. A partir de ese momento, los pensamientos que nos distraigan se alejarán y serán destruidos antes de que se establezcan en nuestra mente.

Simeón, el Nuevo Teólogo, dice que aprenderemos el resto por nuestra cuenta, con la ayuda de Dios, vigilando nuestra mente y manteniendo a Jesús en nuestro corazón. Como dice el dicho, «Permanece en tu espacio de meditación y este te lo enseñará todo».

Cuando practico este método, intento hacerlo siempre que puedo en el mismo lugar, aunque a veces me resulta complicado debido al ritmo de viajes que debo realizar por todo el mundo. No obstante, incluso si me encuentro solo en una sala de entrenamiento o en la habitación del hotel, al otro lado del mundo, me resulta muy sencillo practicarlo.

Siempre empiezo con unos ejercicios de estiramiento, ya que mantener el mentón sobre el tórax durante mucho tiempo es muy difícil. Por eso resulta adecuado calentar el cuello y la columna vertebral antes de comenzar con esta práctica. Suelo utilizar *maha mudra*, una técnica de *kriya* yoga sencilla y gratificante.

Luego me coloco en una posición cómoda, normalmente en la postura de medio loto, con la que puedo mantener recta mi columna vertebral y, a la vez, descansar el mentón sobre el tórax. Comienzo por observar mi ombligo durante un par de minutos para, acto seguido, ralentizar el ritmo de la respiración, cada vez más lenta. Así permito que mi mente se calme. La inhalación y la exhalación se vuelven tan sutiles que apenas puedo divisar movimiento en el abdomen.

Por lo general, al cabo de diez o quince minutos mi respiración casi desaparece y entonces cierro los ojos con suavidad para tratar de encontrar el lugar del corazón. Este paso no es tan difícil como parece, dado que, el paso previo, es decir, una inhalación y una exhalación lentas, nos hacen conscientes del latido del corazón. Siento ese latido con claridad; las pulsaciones son cada vez más fuertes y, en consecuencia, me resulta más sencillo encontrar el lugar del corazón.

Otra de las cosas que sucede al sentir el latido es una vibración interior, algo similar al zumbido de las abejas, procedente de la zona del corazón.

Una vez que encuentro el corazón y pongo mi atención en él, puedo ver en su interior un espacio abierto lleno de una potente luz. No soy capaz de distinguir la fuente concreta de esa luz, más bien parece proceder de todas direcciones. De hecho, a partir de este punto desaparecen de mi consciencia por completo todos los pensamientos que pudieran distraerme y una paz divina penetra todo mi ser.

Entrar en el corazón
Método de Nicéforo, el Monje

Nicéforo, el Monje, nos dejó otra forma para entrar en el corazón. Este místico utilizaba dos maneras: a través de la respiración, una técnica que usan de forma habitual los tibetanos y los maestros del Himalaya, y el método de la concentración en el corazón.

Primero explicaré el **método de la respiración** y después compartiré mi experiencia con este procedimiento. Nicéforo sugería encarecidamente contar con un maestro o profesor para guiarnos en el camino espiritual y ser capaces de llegar al corazón con más facilidad. Pide que busquemos una guía de forma diligente y continuada, pero, si no pudiéramos encontrarla, deberíamos renunciar a nuestros apegos mundanos, apelar a Dios y comenzar a practicar por nuestra cuenta.

Al igual que con el método anterior, en primer lugar hemos de encontrar un lugar tranquilo, un espacio en el que meditemos, oremos o realicemos ejercicios espirituales. Es bueno utilizar siempre un mismo lugar porque lo cargamos con una vibración, que ayudará a conectarnos más rápido con nuestro interior.

A continuación, nos concentramos en la mente y la llevamos al tracto respiratorio a través del cual nuestra respiración pasa al interior del corazón.

En este punto es necesario aplicar más presión a la mente para obligarla a descender con la inhalación hasta el corazón. El místico dice que una vez que la mente ha entrado allí, esta se une al alma y se llena de un placer indescriptible.

Hemos de entrenar la mente para que no abandone el corazón con rapidez, porque, en un primer momento, será reacia a verse forzada de esta manera. Pero, una vez que se acostumbre a estar dentro, no soportará permanecer fuera del corazón.

A continuación, todo lo externo se torna irrelevante y periférico. Si, tras los primeros intentos, conseguimos entrar en el corazón a través de la mente, deberemos dar gracias a Dios y perseverar en esta práctica.

Realmente me encanta practicar este método. Antes que Nicéforo, Buda lo utilizó con sus discípulos. Aún lo utilizan los tibetanos y los maestros del Himalaya. Buda aconsejó a sus alumnos que lo practicaran a diario, en cualquier momento, sobre todo antes de ir a dormir. Eso ayuda a crear sueños desde el corazón, limpios y libres de pensamientos negativos.

Me gusta practicar este método en un lugar tranquilo, si es posible en plena naturaleza. No obstante, se puede realizar en cualquier lugar. Aveces lo practico durante mis viajes en avión y también funciona muy bien.

En un primer momento, durante un par de minutos, intento ser consciente de mi patrón de respiración sin intentar modificarlo. Es posible que la respiración sea más profunda o más superficial, incluso puede detenerse unos instantes. Simplemente la observo, sin intervenir.

Intento entonces que mi mente siga el fluir de esa respiración, del mismo modo que una hoja desciende por una cascada. A veces es complicado porque la mente intenta alejarse y escapar de ese fluir. De hecho, como afirman los místicos, el éxito en el camino espiritual radica en aplicar la atención y la intención, con observación y vigilancia.

Una vez que he descendido al corazón con la inhalación, siento un júbilo y una felicidad que no pueden expresarse con palabras. Mi mente y mi alma están unidas y me siento lleno de paz y de armonía.

Necesito mantener la concentración en mi mente para que no abandone el corazón con rapidez, ya que en este ejercicio la mente tiende a desplazarse de vuelta al cerebro.

Todo lo externo se tornará irrelevante, me siento desconectado y en paz. Siempre rezo una oración y doy gracias a Dios.

La segunda forma de entrar en el corazón que nos plantea el místico bizantino Nicéforo, el Monje, es el **método de la concentración en el corazón.**

El maestro nos plantea esta segunda opción si no somos capaces de acceder al reino del corazón a pesar de intentarlo al máximo con el método de la respiración.

En primer lugar, hemos de alejar nuestros pensamientos y calmar nuestra mente por completo. Nos concentramos en el tórax, allí donde se sitúa el corazón, y rezamos sin cesar la oración de Jesús: «Señor Jesucristo, hijo de Dios, ten piedad de mí».

Si mantenemos la concentración en el corazón y rezamos la oración sin detenernos, en algún momento nuestro corazón se abrirá y seremos capaces de utilizar el primer método, la técnica de la respiración, con facilidad, de modo que podamos entrar en el corazón.

Es entonces, según Nicéforo, que alcanzaremos todo un abanico de virtudes, el amor, la alegría, la paz…

Este método me parece muy sencillo y placentero de practicar y, cuando lo realicé por primera vez, mi mente permaneció completamente tranquila y sin ningún pensamiento solo al cabo de pocos días de práctica.

Se trata de un método que se practica ampliamente en la India y el Tíbet, donde utilizan mantras o rezos. El gran maestro *kriya* Lahiri Mahasaya utilizaba este método y cambiaba la oración en función del grupo de alumnos a los que enseñaba. Para un grupo usaba, por ejemplo, el mantra vasudeva *Om Namo Bhagavate Vasudevaya*, mientras que para otro grupo utilizaría *Lâ Ilâha Illâ Allâh*. A menudo uso la oración tibetana de amor y paz: «Yo soy puro amor y alegría; estoy en luz y en paz».

Practicar estos métodos me ayuda a comprender que hay una enorme diferencia entre rezar con la mente en la cabeza y rezar con la mente en el corazón. En un capítulo más adelante, explicaré cómo la ciencia contemporánea ha demostrado que el corazón cuenta con un gran grupo de neuronas que le otorga la capacidad de tomar decisiones por encima del cerebro. ¡Tenemos un cerebro dentro del corazón!

Personalmente, a medida que practicaba estos ejercicios, descubrir que existía un ahora para siempre, una presencia eterna, se convirtió en algo cada vez más importante para mí. Mi atención había llegado a tal nivel de cohesión que nada externo era capaz de distraerme.

Entrar en el corazón

Las nueve etapas de santa Teresa de Ávila

Uno de los trabajos más importantes relacionados con la oración del corazón viene de la mano de la destacada mística española santa Teresa de Ávila. Iniciadora de la Orden del Carmelo, es considerada una de las teólogas más conocidas de la oración contemplativa. Sus enseñanzas parten de su propia experiencia y completan la tradición hesicasta.

Aunque personalmente no he usado este método en el orden exacto en que la santa lo describe en sus enseñanzas, a menudo alcancé experiencias similares durante mis meditaciones, o en el canto y la oración.

Santa Teresa explica que existen nueve etapas de oración, y no nueve técnicas diferentes, y no nueve técnicas diferentes, como algunos de los practicantes se inclinan a creer. Una vez que se empieza con la oración contemplativa, experimentamos cada una de las etapas según alcanzamos un nuevo nivel de consciencia.

Aunque he utilizado diferentes métodos de meditación, he sido capaz de entrar en el corazón de una forma natural para después identificar las etapas que nos enseña esta mística.

Estas etapas son:

1. Oración vocal
2. Meditación
3. Oración afectiva
4. Recogimiento activo
5. Recogimiento infuso
6. Oración de quietud
7. Oración de la unión
8. Oración de unión conforme (unión extática)
9. Oración de la unión transformativa

A continuación se describe con brevedad cada una de las etapas para entender mejor cómo nos pueden ayudar a conectar con nuestro corazón.

ORACIÓN VOCAL: santa Teresa de Ávila nos recomienda esta etapa para los principiantes. Elegimos el mantra o la oración que desencadene en nosotros la mayor devoción y pasión y la repetimos. Tal y como indica la santa, es la puerta por la que entramos al «castillo interior».

MEDITACIÓN: tras un período de oración vocal, sobreviene esta etapa en la que hemos de luchar contra las distracciones e interrupciones. Durante esta etapa, en ocasiones necesitaremos detenernos unos momentos y reanudar el mantra u oración, hasta que encontremos paz y tranquilidad.

ORACIÓN AFECTIVA: es la etapa en la que encontramos nuestro corazón; sentimos paz y bondad en nuestro interior. Somos capaces de ver, percibir y sentir la luz y la vibración interior.

RECOGIMIENTO ACTIVO: el mantra o la oración continúan de forma natural; entramos en trance y lo que nos rodea parece ser un sueño.

RECOGIMIENTO INFUSO: empezamos a sentir realmente la presencia de Dios en nuestro interior y a nuestro alrededor; es la etapa en la que sentimos que la gracia divina entra en nuestro corazón.

ORACIÓN DE QUIETUD: es la primera etapa de un orador avanzado. Poco a poco nuestros recuerdos se desvanecen y sentimos la consciencia íntima de Dios que penetra en nuestra alma y en nuestro cuerpo. También se habla de ella como la primera etapa de una oración mística.

ORACIÓN DE LA UNIÓN: todas nuestras facultades interiores están ocupadas en Dios; nuestra memoria e imaginación están completamente cautivadas por la gracia divina. La intensidad de esta experiencia mística está más allá de las palabras.

ORACIÓN DE LA UNIÓN CONFORME (UNIÓN EXTÁTICA): las últimas dos etapas, la unión extática y la transformativa, son los dos últimos grados de la oración meditativa de la mística. En la unión extática sentimos como si voláramos en éxtasis; en ocasiones, el cuerpo se eleva literalmente al espacio. A veces el alma sale por sí sola; la experiencia es tan profunda que uno no desea que se termine nunca.

ORACIÓN DE LA UNIÓN TRANSFORMATIVA: numerosos místicos identifican esta última etapa de la oración mística con el «matrimonio espiritual». Supone el más alto grado de perfección que uno es capaz de alcanzar en esta vida. Es una transformación total del alma en el Uno. El amor divino se nos expresa por completo. Los místicos dicen que nuestra alma experimenta la Trinidad, el Padre Universal, el Hijo Eterno y el Espíritu Infinito (la Madre) por completo.

Desde la tercera etapa hasta la última, prevalece el corazón. Fui capaz de sentir la presencia de Dios en mi interior. En realidad, el «recogimiento» es el recuerdo de quién soy.

Existen dos tipos distintos de recogimiento; santa Teresa nos da una pista sobre cada uno de ellos. En la cuarta etapa, el recogimiento activo, casi me sentí anestesiado, como en trance.

En la quinta me sentí infundido en gracia divina, el recogimiento infuso.

No es posible describir con palabras las últimas cuatro etapas. Son etapas místicas en las que, a veces, por momentos, recibí pinceladas de información sobre lo que podía significar el «matrimonio espiritual», la unión con lo divino. Durante estas etapas también sentí un fuerte dolor extático en mi interior. A veces me quedé inconsciente, casi desmayado; otras, unos minutos sin respirar.

Mis ojos se llenaban de lágrimas; la experiencia era tan intensa como una flecha que atravesaba mi corazón. El dolor era placentero, pero intenso; evitaba comer para evitar que la experiencia terminara. Podría permanecer en esta etapa durante toda mi vida, solo disfrutando de la gracia divina en mi alma.

Capítulo 8
Los maestros de la imaginería del corazón

En mis dos libros anteriores, *This Now is Eternity* (Este ahora es la eternidad) y *Heart Imagery: A Path to Enlightenment* (La imaginería del corazón: un camino a la iluminación), describo mis experiencias con dos maestros de la imaginería del corazón, Karma Dorje y Tenzin Dhargey. Ambos libros contienen valiosa información sobre la historia de la imaginería del corazón, que empieza con la raza adámica y culmina en el presente. Estos libros incluyen gran cantidad de ejercicios y meditaciones que cualquier persona puede practicar con independencia de si tiene o no experiencia en el mundo espiritual.

Estos maestros de la imaginería del corazón, Karma Dorje y Tenzin Dhargey, nos comparan con círculos sin centro. Solían decir que las personas del mundo son superficiales. Cuando estamos en el centro de nuestro círculo, estamos en equilibrio. Somos omniscientes (*kunchen*). Pero, en el mundo, las personas viven en la circunferencia del círculo. Hablan y hablan sin parar, pero sus palabras carecen de un auténtico significado porque no están centradas. Su consciencia se basa en el mundo exterior, por lo que está fuera y no dentro de sí misma. Sus palabras no tienen un sentido. Sus mentes están en constante funcionamiento, nunca se detienen, ni siquiera cuando duermen. Cuando duermen, sueñan con otros; piensan en otros incluso mientras duermen. Cuando están solas, en su mente se ven rodeadas de centenares de personas, de una multitud. Cuando hablan, es posible que sus palabras se comprendan, aunque en realidad carecen de significado.

Los maestros solían decirme que solo estamos en el centro en el momento del sueño profundo; que es cuando no soñamos. Pero durante ese tiempo somos totalmente inconscientes. Así pues, solo somos conscientes cuando nos encontramos en la circunferencia del círculo. Por tanto, esto significa que en pocas ocasiones estamos centrados. E incluso, si lo estamos, no somos conscientes. Es como los muertos vivientes. La vida no se puede conocer en la circunferencia. La vida solo se puede conocer en el centro, en el núcleo, cuando estamos en el corazón.

Entrar en el corazón
Método de la imaginería del corazón

Una de las formas más sencillas para entrar en el corazón es con el método de la imaginería del corazón. Antes de iniciarme en un ejercicio de imaginería, los maestros Karma Dorje y Tenzin Dhargey me enseñaron unas prácticas simples para aprender a desplazarme del cerebro al corazón. Me dijeron que es un método que experimentamos de forma natural, sobre todo cuando somos niños.

Vamos a resumir la técnica.

En primer lugar, hay que colocarse en una postura cómoda, con la columna vertebral recta y los ojos cerrados.

Exhala tres veces: inhala de forma natural y realiza una exhalación lenta a través de la boca; conforme exhalas, observa cómo tus problemas, asuntos, preocupaciones y demás conflictos internos salen de ti y se alejan. Vuelve a respirar con normalidad.

Ahora visualiza, siente y percibe que estás dentro de una casa grande. Imagina que hay una habitación en la parte superior, es la habitación del cerebro. Una escalera en espiral desciende desde el centro de esta habitación (el centro de tu cerebro) hasta el centro del tórax.

Usa tu intención y baja por las escaleras.

Cuando llegues al centro del tórax, sal de las escaleras y gira con lentitud hacia tu izquierda. Allí hay una puerta que te llevará al corazón. Puedes imaginar una puerta de cualquier tipo. Abre la puerta y entra en tu corazón; recuerda cerrarla después de entrar.

Ahora visualiza, siente o percibe la fuerza y el amor que emanan de tu corazón.

Si lees este método tres o cuatro veces antes de practicarlo, te sorprenderás de lo fácil que es entrar en el corazón.

Tengo una serie de recomendaciones especialmente para la primera vez que lo practiques. Lo primero, una vez que llegues al corazón verás imágenes, lugares, mundos o caras de gente conocida o desconocida. Para asegurarte de que realmente estás en tu corazón y no es fruto de tu imaginación, comprueba si la luz que ves en tu corazón está o no polarizada.

Esto es muy fácil de ver. Cuando la luz está polarizada, como ocurre en el cerebro, podemos observar claramente las sombras que producen los objetos o las personas. Ello se debe a que hay una fuente de luz, que es el Sol. Por tanto, las sombras se producen al interponerse el objeto delante de la luz. Sin embargo, la luz del corazón no está polarizada y no se producen sombras.

A mi entender, este es el método más sencillo para entrar en el corazón. Incluso si no consigues entrar al primer intento, continúa practicando, sobre todo en combinación con ejercicios de imaginería del corazón; pronto serás capaz de experimentar el amor y la armonía que emanan de tu corazón. Durante los talleres de imaginería del corazón, cientos de personas de todo el mundo explicaron cómo habían sido sus experiencias y sensaciones dentro del corazón.

Una de las revelaciones más comunes es que en nuestros corazones existe todo un universo.

Resulta asombroso ver lo fácil y lo hermoso que es vivir desde el corazón.

Capítulo 9
La llama sagrada del amor

Hace casi treinta años, mientras buscaba el último emplazamiento de la raza adámica, tuve la rara y maravillosa oportunidad de conectar con una de las civilizaciones más antiguas de este planeta.

Fue en la cordillera de Kopet Dag, que se extiende a lo largo de 650 km en la frontera entre Turkmenistán e Irán. Mi objetivo era llegar al pico más alto, el Quchan, en el lado iraní, que alcanza 3 191 m de altura, lugar donde los maestros tibetanos emplazan el último asentamiento de la raza adámica, antes de su partida en diferentes direcciones con el objetivo de ayudar a elevar el nivel de consciencia de la humanidad.

Tras Kopet Dag, acabé finalmente en el otro lado de Irán, en unos pueblos situados en lo alto de las montañas de la región de Zanjan, al este de Teherán. Aquí, las casas estaban literalmente incrustadas en la montaña. Al llegar, tuve la sensación de haber viajado en el tiempo; me invitaron a participar en un ritual zoroástrico que me hizo sentir como si viviera en un mundo de hace más de 2500 años.

La gente que habita estos pueblos mantiene ardiendo el fuego zoroástrico, día y noche. Les pregunté por qué utilizaban el fuego en sus meditaciones y rituales de oración y me explicaron que representa la luz dual que procede del Sol y la luz de la unidad que se halla en nuestro corazón.

Antes de entrar en el santuario zoroástrico, me lavé con el agua pura y cristalina de un manantial; esta purificación es un requisito para todos los que entran en el santuario. En medio de este lugar estaba el fuego santo. Me uní al círculo de personas que miraban el fuego que arde de forma continua desde hace más de 2500 años.

Mientras miraba el fuego, sentí la presencia de Zoroastro, el profeta y maestro que concibió los valores que todavía en la actualidad se consideran sagrados. Bastante antes que otros maestros, Zoroastro compartió sus enseñanzas sobre el Ser Supremo. La llama que lleva ardiendo día y noche desde hace siglos representa en realidad el amor por la vida.

La danza mística del corazón

El momento más importante de mi visita fue cuando me invitaron a unirme a los derviches sufíes en una iniciación a la danza extática denominada *sama*. Había escuchado muchas historias acerca de esta danza mística y acerca de unos derviches pertenecientes a la orden secreta Mevlevi, así que acepté gustoso participar en su ritual. Sus reuniones secretas tienen lugar en centros conocidos como *hanavah*; en la actualidad, las autoridades locales todavía cierran muchos de estos centros.

El lugar estaba repleto de hombres de diferentes edades. Sabía que todos eran derviches sufíes y que el ritual en el que me permitieron participar era solo para hombres. Me dijeron que, por otro lado, las mujeres también realizan rituales similares en los que no se permite participar a los hombres.

Mi amigo me dijo que los derviches giradores creen en la existencia de dos mundos: uno físico o visible y uno virtual o invisible. Me explicó que este baile me ayudaría a cambiar fácilmente de un mundo a otro. Los derviches creen que para poder entrar en el mundo invisible hemos de llegar a un estado de iluminación desde el que seamos capaces de escuchar la voz de Dios.

Sama, que significa «escuchar», es una danza que ayuda a los derviches a conseguir un estado de éxtasis, el *wajd*, tal y como lo llaman los maestros sufíes, un término que literalmente significa «encontrar». Así, al escuchar la música y bailar al ritmo de los derviches, uno puede encontrar la divinidad dentro de sí mismo.

En el centro de esta amplia sala circular se encontraba el maestro, un anciano con una larga barba blanca. Hicimos una reverencia en señal de respeto y comenzamos a formar un gran círculo a su alrededor. Después de una larga meditación, nos pusimos de nuevo en pie para formar otro gran círculo. Una música de fondo empezó a sonar con suavidad; algunos hombres cantaban, otros tocaban con habilidad los tambores de mano.

En un rincón de la sala estaba el bailarín *sama* jefe, frente al que pasamos hasta en tres ocasiones intercambiando saludos hasta que habíamos conseguido realizar el movimiento giratorio. Teníamos que bailar sobre la pierna derecha aumentando la velocidad de forma progresiva. Nuestros brazos se mantenían unidos y realizábamos un movimiento giratorio mientras que la música subía de volumen e iba a un ritmo cada vez más rápido. Bailábamos con la cabeza inclinada y solo movíamos la parte superior del cuerpo. Con el baile, las largas melenas de los derviches se balanceaban de atrás hacia delante, como en un sueño.

Bailamos sin parar durante más de una hora. Algunos de los derviches se movían con tanta suavidad que parecían levitar. Más tarde mi amigo me confirmó que no había sido solo una impresión.

Cuando el golpe de los tambores se aceleró, entramos en trance. Algunos permanecimos en estado meditativo, otros levitaban y otros continuaban bailando, dando vueltas. Vivimos ese estado de éxtasis, *wajd*, como lo denominan los maestros sufíes. Tras la danza, me acerqué a un rincón, cerré los ojos y entré en meditación. Durante el baile había entrado directamente en mi corazón, así que continué el viaje mágico hacia el infinito.

Tal y como dice Rumi, el fundador de la orden Mevlevi, todos somos motas de luz en el universo. Para Rumi, *sama* es el alimento del alma. Afirmó que en el *sama*, los derviches representan a los planetas que dan vueltas alrededor del Sol. Y según giran alrededor del Sol, están a la vez inmersos en su propio microcosmos, crean nuevos mundos y establecen contacto directo con el Espíritu Infinito.

En realidad, aunque aparentemente bailábamos una coreografía al ritmo del cosmos, al mismo tiempo a nivel interno estábamos en contacto con una conciencia ancestral que la humanidad ha olvidado. Nuestros pies tocaban la tierra, pero nuestras almas se unían al cosmos. Según la filosofía Mevlevi, a través de esta danza los derviches entienden la posibilidad de la eternidad del alma, porque mientras el cuerpo sigue en contacto con la tierra, la mente y el alma se liberan de su cautiverio.

He oído hablar de una teoría que interpreta la danza ritual como una forma de unirse a los poderes cósmicos y a la eternidad. Esa misma teoría explica que el giro del baile está relacionado con tres movimientos del cuerpo humano. El primero se refiere al movimiento de los electrones; el segundo, al de las moléculas, y el tercero al de las células. En consecuencia, los electrones se relacionan con las emociones, las moléculas con la inteligencia o la mente, y las células con la parte física y, por ende, la tierra.

Según bailaba el *sama* pude ver, sentir y percibir los tres movimientos de forma simultánea dentro del cuerpo. Estos producían efectos diferentes en cada practicante. Más tarde, ya finalizada la danza, tuve la oportunidad de preguntar a los derviches acerca de estos tres movimientos y todos me lo confirmaron. Todos los habíamos experimentado, no solo yo.

Primero pude sentir que el movimiento constante del cuerpo provoca un movimiento en las células en el interior del mismo; la velocidad del baile crea una armonía interna que produce un elevado nivel de consciencia. Al mismo tiempo, el movimiento de la cabeza activa la glándula pineal y, finalmente, el chakra pineal en el centro del cerebro. En consecuencia, mi tercer ojo se activó de inmediato. Finalmente, tras unos diez o quince minutos bailando, la *kundalini* latente en la base de la columna vertebral comenzó a despertar. Fue una sensación de hormigueo por la columna; una experiencia dulce vinculada a un sonido parecido al del chasquido de un látigo.

Cuando estos tres movimientos internos ocurren de forma simultánea, el espíritu se desplaza con un movimiento natural hacia el corazón. Tardé menos de diez minutos en sentir el efecto de los tres movimientos y entrar en el corazón.

Capítulo 10
El chakra del amor incondicional

Hay otra manera de entrar al corazón que los maestros tibetanos Karma Dorje y Tenzin Dhargey han utilizado muy a menudo. Me dijeron que es una manera que funciona muy bien sobre todo con los practicantes que conocen y utilizan los principales centros de energía del cuerpo humano, los chakras. Lo llaman «camino del amor puro», porque está relacionado con el chakra del corazón, responsable del amor incondicional.

Karma Dorje y Tenzin Dhargey afirman que existen dos chakras principales relacionados con el corazón (*véase* imagen, página 110). El primero, el chakra del amor incondicional, está situado en la zona media del cuerpo, dentro del tubo de prana, a nivel del extremo inferior del esternón (apófisis xifoides). El segundo chakra está localizado en el centro del tórax y los maestros lo llaman chakra de las emociones.

Ambos chakras desempeñan un papel muy importante en la energía del cuerpo humano. Cada vez que experimentamos

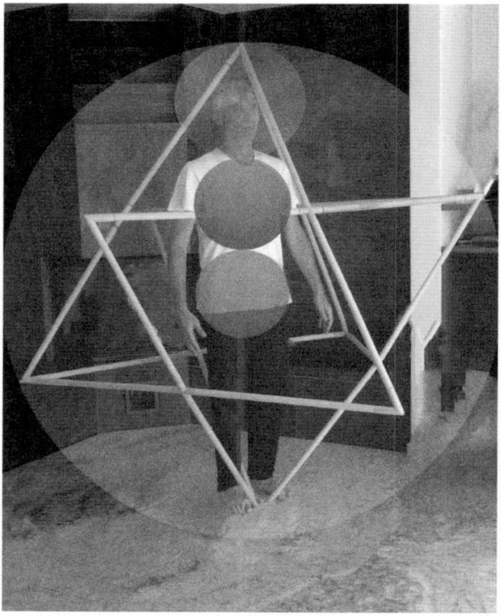

LAS TRES ESFERAS DE ENERGÍA

El tubo de prana, el Mer-Ka-Ba y la esfera de Leonardo

un tema emocional, un conflicto o un desacuerdo, que cambien nuestra energía y nos haga sentir estresados o enfadados, es preciso restaurar la armonía del chakra de las emociones. Es el lugar en el que se asientan los traumas emocionales, de modo que será necesario limpiarlo de forma continua, hasta que nuestras emociones intensas desaparezcan. Según los maestros tibetanos, si no limpiamos el chakra de las emociones, de alguna forma, tarde o temprano, caeremos enfermos y nuestro cuerpo físico sufrirá.

Aconsejo a los buscadores espirituales que limpien sus traumas emocionales antes de comenzar su viaje interior en busca de la gracia divina, y recuerden siempre quiénes son en realidad. Existen distintos métodos para conseguirlo; los más sencillos son las técnicas de sanación a través del renacimiento y los ejercicios realizados en los talleres de imaginería del corazón.

Las tres esferas de energía (*véase* imagen, página 108) que rodean el chakra del ombligo, el chakra del amor incondicional y el chakra pineal en el centro del cerebro desempeñan un papel muy importante. Las tres esferas son, literalmente, reservas de energía conectadas al canal principal de prana que atraviesa el centro del cuerpo de arriba abajo.

Hay diferentes formas de llevar prana a esas esferas. La manera habitual de hacerlo en la esfera inferior, la del ombligo, es a través de las técnicas ancestrales de *chi kung* y *tai chi chuan*, que fortalecen y aumentan la energía del cuerpo.

La forma más sencilla de llevar energía a la esfera media es a través del tubo de prana; respira el prana hasta que veas, percibas y sientas que la esfera está llena de energía de fuerza vital.

La esfera superior o halo se activa cuando se abre el tercer ojo. Existen diferentes maneras de conseguirlo, pero aconsejo a mis estudiantes que lo hagan después de que el espíritu se haya desplazado al corazón.

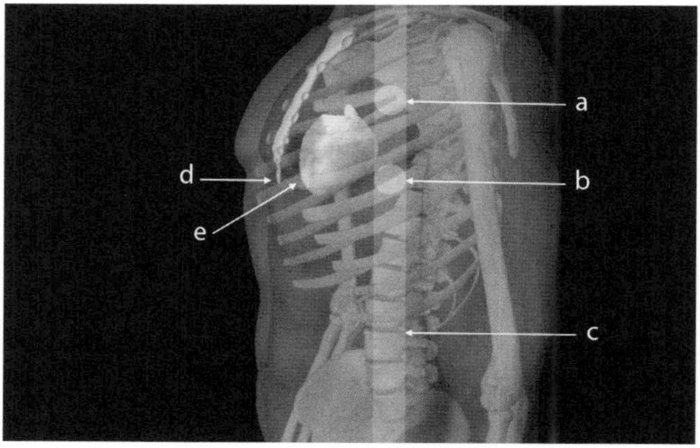

LOS CHAKRAS DEL CORAZÓN

Corazón. Chakra de las emociones (*a*)

Corazón. Chakra del amor incondicional (*b*)

Tubo de prana (*c*)

Apófisis xifoides. Pequeño hueso del esternón (*d*)

Corazón físico (*e*)

Entrar en el corazón
La vía natural del chakra del corazón

La vía intuitiva del chakra del corazón comienza, como he mencionado en el capítulo anterior, con una limpieza en profundidad de los traumas emocionales y de las experiencias intensamente preocupantes o inquietantes que hayan tenido lugar en nuestras vidas. Hasta el momento, todos los maestros con los que he tenido el placer de trabajar me han dicho lo mismo: la mejor manera de limpiar esas experiencias consiste en perdonar a todas las personas involucradas con las que hemos estado en conflicto o desacuerdo.

Puede ser difícil y, en ocasiones, extenuante, pero perdonar a toda la gente con la que hemos sufrido desavenencias limpia las emociones negativas que mantienen nuestra mente ocupada con pensamientos que agotan nuestra energía innecesariamente.

Cuando sentimos que hemos limpiado el camino y hemos perdonado a todas las personas con las que hemos discutido o que nos han hecho sufrir, estamos listos para entrar en el corazón a través de la vía natural del chakra del corazón del amor incondicional.

Los pasos son sencillos de seguir una vez nos sintamos libres de pensamientos negativos. Fundamentalmente, en primer lugar hemos de desplazarnos del centro del cerebro, donde se localiza el chakra pineal, hacia el chakra de la garganta, en la base del cuello; a continuación, hasta el segundo chakra del corazón, que se localiza en el centro del tórax (el chakra de las emociones) y, finalmente, hasta el chakra del corazón del amor incondicional.

Desde ahí hemos de permitir que nuestro ser interior o ser superior nos guíe hacia el corazón. El corazón físico está situado a la altura del chakra, ligeramente hacia la izquierda. Por tanto, hemos de permitir que nuestra atención se desplace en esa dirección. Junto con la atención aplicaremos una fuerte intención, y así pronto llegaremos al corazón. A veces son necesarios unos cuantos intentos para lograrlo, pero una vez que uno se acostumbra al método, se dará cuenta de que es muy sencillo y natural.

Capítulo 11
La sabiduría de los nativos

Ellos dicen que somos sus «hermanos y hermanas menores», y tienen razón. Nosotros los llamamos nativos o aborígenes, personas que mantienen intacta la sabiduría transmitida por sus ancestros durante milenios. No necesitan prescripciones facultativas ni pastillas para mantenerse sanos, ni relojes para saber la hora. Tampoco necesitan ver la previsión del tiempo para saber si se acercan lluvias o tormentas. Conocen la alineación de los planetas y los movimientos retrógrados de cada cuerpo celestial en el sistema solar sin utilizar un telescopio o un satélite artificial. Aún emplean el calendario más exacto y preciso que existe.

Siguen aquí, viven en paz y armonía con la Madre Tierra. Sobre todo en América, Australia y Nueva Zelanda, los nativos intentan mantener intactos los valores de nuestro planeta. Estos son, el respeto a los animales y a la naturaleza, y la vida en armonía con el universo. Los *koguis* en Colombia, los mayas

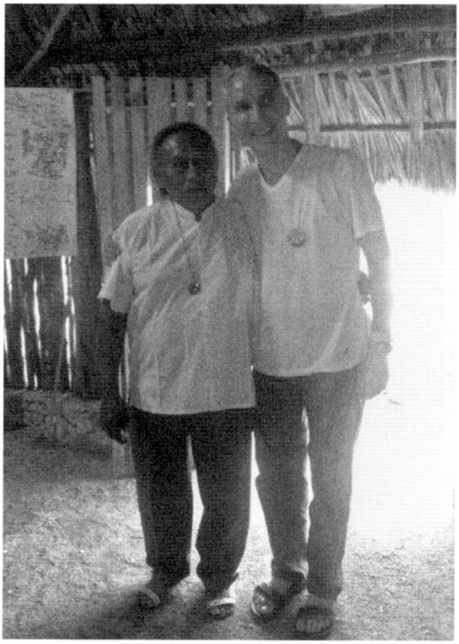

Con Don Pedro Pablo Chuc Pech,
Jefe del Consejo Itza de Ancianos Mayas
Yucatán, Tierra de los Mayas, México
21 de diciembre de 2012

en Yucatán, los *waitaha* en Nueva Zelanda, los *hopi* en Arizona y los tibetanos en el Himalaya, entre otros, son grupos poblacionales cuyos ancestros habitaron el viejo continente de Lemuria, y que posteriormente se esparcieron por todo el mundo.

Su sabiduría y conocimiento no tienen precio, y resultan fundamentales para equilibrar la falta de armonía en el estilo de vida del resto de la humanidad. Por desgracia, la mayor parte de ellos se retiraron en silencio a sus bosques, selvas y montañas al ver el nivel de destrucción al que sometíamos a la Madre Tierra e, implícitamente, a nosotros mismos. Sin embargo, no nos abandonaron. Nos aman porque somos, en un sentido literal, sus hermanos y hermanas menores.

He tenido numerosos encuentros con nativos de diferentes culturas que me han proporcionado una información crucial sobre cómo debemos vivir para mantener el equilibrio con nosotros mismos y la armonía con la Madre Tierra. Todas las culturas nativas hablan de la Madre Tierra y del Padre Universo. Algunas de ellas hablan de nuestro Padre Sol o del Padre Sol Galáctico y de nuestro ser superior. Otros se refieren a nuestros yoes internos o guías internos.

Los nativos explican que, aunque tenemos padres biológicos, también tenemos padres cósmicos o padres divinos. Según su conocimiento, nuestros padres divinos son la divina Madre Tierra, el divino Padre Universo y nuestros divinos seres superiores.

En muchas culturas, la representación del Padre Universo divino está directamente relacionada con el Sol. Algunas de ellas relacionan el Padre Universo divino con la red de consciencia de unidad que rodea el planeta, que posee una función vital en la protección de la radiación cósmica, los destellos solares y las eyecciones de masa coronal del Sol, que ocurren de forma periódica en el sistema solar.

Algunas culturas nativas mayores, como los mayas, todavía utilizan calendarios cósmicos precisos que les proporcionan una gran cantidad de información acerca del comportamiento del Sol y de los planetas que lo orbitan, así como de los cuerpos cósmicos que lo rodean.

En diciembre de 2012 formé parte de un grupo que se puso en contacto con los ancianos mayas de México. Visitamos las pirámides de Yucatán y surgió la magnífica oportunidad de conocer a algunas de las personas más sabias que viven en regiones remotas de ese país.

Me sorprendió ver el gran interés de los mayas por nuestra educación e iluminación. Pude hablar con don Pedro Pablo Chuc, maya anciano, quien me mostró una escuela en la que los mayas invitan a gente de todo el mundo para aprender de su sabiduría y conocimiento.

Situada en una lejana población de Yucatán, los profesores de esta escuela son algunos de los ancianos mayas más sabios que han decidido compartir su conocimiento con nosotros, comenzando con la Madre Tierra, el entendimiento y la consciencia, hasta los ciclos cósmicos del universo y nuestro sistema solar. Para conocer mejor este proyecto, ofrecer tu ayuda o formar parte de él, por favor, contacta conmigo y te daré más información.

Resulta espectacular ver cómo los nativos de todo el mundo toman la iniciativa para ayudarnos a volver a conectar con la naturaleza y con el universo.

Entrar en el corazón
Método del corazón de la tierra

Nunca ha existido en la historia de la humanidad un momento más importante que este para reconectarse con la Madre Tierra. Los pueblos nativos nos advierten que, si no lo hacemos ahora, quizá más adelante sea demasiado tarde para la humanidad. Es difícil explicar lo que puede significar «demasiado tarde». Los propios nativos no saben con precisión qué es lo que podría ocurrir en los próximos años, pero son conscientes de que estamos completamente desequilibrados y que resulta vital reconectarnos con nuestro planeta.

Los nativos no llevan a cabo ningún tipo de ejercicio o ritual, meditación o actividad espiritual sin previamente conectarse con la Madre Tierra. Algunos de ellos, como los *mamos koguis* (sacerdotes) de Colombia, se dirigen a nosotros desde su ubicación en plena naturaleza y con frecuencia lo hacen descalzos para estar conectados a la tierra durante su charla.

Todos los aborígenes conocen un secreto ancestral: si nos conectamos con el corazón de la tierra, podremos entrar en nuestro propio corazón de una manera natural. Dicen que hacerlo es muy sencillo.

En primer lugar, es preciso encontrar un lugar en plena naturaleza en el que puedas relajarte, cerrar los ojos y respirar rítmicamente; un lugar tranquilo en el que puedas escuchar el canto de los pájaros y sentir la suave brisa sobre la piel. Podrías escuchar el sonido de un manantial que fluye por el valle o el romper de las olas en la orilla del mar; cualquier espacio en el que te sientas relajado y disfrutes del entorno natural a tu alrededor.

Puedes incluso descalzarte para estar en contacto con la tierra o con la hierba. Mientras te relajas, mantén los ojos cerrados e intenta sentir tu corazón en el centro del tórax. Haz que, poco a poco, el ritmo de tu respiración descienda mientras escuchas el latir de tu corazón.

Percibe el amor que sientes por este lugar, por la Madre Tierra. Permite que ese amor crezca en tu interior. A continuación, observa, percibe y siente un haz de luz que une tu corazón con el de la Madre Tierra, en el centro de la tierra. Permite que tu amor descienda por el haz hacia el corazón de la Madre Tierra. Percibe y observa, literalmente, el desplazamiento de las olas de amor y luz desde tu corazón hasta el de la Madre Tierra.

Mantén toda tu atención e intención en este proceso y pronto sentirás la respuesta de la Madre Tierra. Es como una nube de luz cálida procedente de abajo, que entra por los pies y asciende, penetrando cada uno de los átomos de tu cuerpo.

Esa energía tranquiliza tus pensamientos y recuerdos. Te sientes protegido y seguro ante cualquier peligro. Tu Madre cósmica te ayuda y te protege. Esta fuerte vibración puede permanecer contigo durante horas, o incluso días si disfrutas de la naturaleza o si realizas actividades en ella.

Capítulo 12

El yogui del Himalaya

En los alrededores del valle de Katmandú se hallan algunos de los paisajes más bellos que pueden encontrarse en nuestra querida Madre Tierra. Pasé por Dhulikhel, una pequeña localidad de Nepal situada en el margen oriental del valle de Katmandú, al sur del Himalaya, y admiré los lugares sobrenaturales y misteriosos que rodeaban esta famosa zona.

Swami Vivekananda y Paramahansa Yogananda son solo dos de los ilustres maestros que han pasado por esta región en su búsqueda del místico yogui del Himalaya.

Procedente de Kodari, el paso fronterizo de Nepal al Tíbet, atravesaba esta región en dirección a Ugratara Janagal, en la zona central de Bagamati, en Nepal. Tras vivir unas circunstancias extrañas e inexplicables, acabé conociendo a un grupo de brahmanes, *dalits* y *tamangs*, lugareños de la región.

Lo que ocurrió fue misterioso y desconcertante. El autobús acababa de llegar a la parada del centro del pueblo cuando se detuvo y no volvió a arrancar. Era como si una mano invisible hubiera apagado el motor ahí, en medio de esa carretera polvorienta. El conductor bajó y observó el motor, completamente perplejo.

—¡Al motor no le ocurre nada! ¿Por qué no funciona? ¿Por qué no funciona? —decía una y otra vez de un modo aturdido. Al final dijo que tenía que llamar al mecánico para que revisara el motor. Así que todos recogimos nuestro equipaje y comenzamos a deambular, intentando encontrar alguna otra manera de llegar a Ugratara Janagal.

El sol brillaba con intensidad, por lo que busqué un lugar donde comprar agua. Me detuve delante de un pequeño puesto en el centro del pueblo y saqué algunas rupias. Un viejo brahmán estaba sentado cerca del puesto en postura de loto y recitaba invocaciones y letanías del antiguo *Rigveda*. Me observó con detenimiento y, en un perfecto inglés, me dijo: —¿Por qué gastas las monedas en un agua que no está viva?

Miré a los ojos del anciano y sentí una extraña energía que atravesaba el centro de mi frente.

—En un rato pasará por aquí un grupo de brahmanes, *dalits* y *tamangs*. ¿Por qué no te unes a él y te diriges hacia el agua de la vida? —sugirió el anciano sonriéndome, mientras me miraba con sus enormes ojos. Estos brillaban como si dentro llevaran dos potentes luces.

En efecto, al cabo de unos momentos pasó por allí el grupo. El anciano me animó a unirme a él. Sin preguntar o explicar nada, me uní a ellos y los seguí en su camino. Nadie dijo nada; fue como si siempre hubiera formado parte del grupo.

Por extraño que parezca, cuando empezamos a andar escuché, desde la distancia, cómo arrancaba de nuevo el motor del autobús; sabía que era demasiado tarde para alcanzarlo, pero no me importaba. Me di la vuelta para observar cómo el anciano me miraba mientras nos alejábamos; me hizo una suave reverencia como símbolo de apoyo y confianza. Sentí su amor por mí, como si se tratara de un padre o un hermano mayor. Profundamente en mi corazón, supe que él y yo nos habíamos cruzado antes en un mismo camino, mucho tiempo atrás.

El agua bendita del Himalaya de Dhulikhel

Caminamos durante más de una hora por el sendero de una magnífica montaña cuando, de repente, el hombre que encabezaba el grupo se detuvo y se dirigió hacia mí. Me dijo muy amablemente que mi camino acababa allí. De hecho, vi un manantial al lado derecho del sendero que fluía hacia el valle.

Le di las gracias de corazón por guiarme hasta ese lugar y me devolvió la sonrisa diciéndome que para ellos había sido un honor el haberme llevado hasta allí. Entonces, cuando el grupo empezó a seguir su camino, se giró de nuevo y me dijo: —Te están esperando.

No entendía a qué se refería, pero ya me había acostumbrado a ese tipo de situaciones y no pregunté nada más. Había aprendido a seguir mi corazón, mi propia guía interior.

Me acerqué al manantial y comencé a beber de él. Puede que hayas oído hablar alguna vez del agua de Dhulikhel, pero cuando la pruebas por primera vez es algo realmente único y especial. Eres consciente del poder del agua nada más beberla; va más allá de algo que uno pueda imaginar. El agua pura y cristalina del Himalaya de Dhulikhel es única. Sientes que está viva. Cuando desciende por el interior de tu cuerpo es como un torrente de energía que produce un efecto increíble. Te sientes refrescado y renacido. No quieres caminar, sino correr y saltar; te sientes lleno de fuerza.

Permanecí sentado durante un rato mirando cómo los destellos del agua del manantial bailaban entre las piedras. De repente sentí una extraña llamada, un deseo, un profundo anhelo procedente de los alrededores. Me levanté y empecé a andar y, para mi sorpresa, justo detrás de mí, un poco hacia la izquierda, vi una pequeña grieta en la montaña. Me di cuenta de que allí había una cueva. Entré en ella; era como si un imán irresistible me empujara hacia dentro.

La cueva me resultaba familiar, como si ya hubiera estado allí hacía mucho tiempo. Su oscuridad impenetrable no me molestaba en absoluto. Toqué las paredes y percibí una cálida sensación de volver a casa tras un largo viaje. Las paredes eran sorprendentemente blandas y suaves; su superficie lisa era muy agradable al tacto. Percibí una dulce fragancia de jazmín y romero que procedía del interior. Me sentí tranquilo y sereno.

Entrar en el corazón a través del tercer ojo

Intuitivamente, sentí una presencia humana dentro de la cueva. No era la sensación de que alguien se moviera en esa oscuridad impenetrable, sino una fuerte onda de energía que procedía del interior de la cueva. Me transmitió un mensaje y supe que este mensaje venía de alguien que estaba dentro.

Aunque no era capaz de ver nada frente a mí, seguí avanzando hacia dentro confiando en mi intuición. Al cabo de tres o cuatro metros, me detuve y sentí una pequeña protuberancia frente a mí. Había una especie de comunicación con el espacio que me rodeaba; algo que ocurría en mi interior, pero no en mi mente, sino en algún lugar en la zona del corazón, o quizá dentro del propio corazón.

Era como si en mi tórax hubiera un altavoz invisible que me transmitía mensajes. Escuché en mi interior una voz clara y cálida que me pedía, de una manera muy familiar, que me sentara en ese pequeño saliente. Escuché y tomé asiento cómodamente, en la postura de medio loto. Me di cuenta de que la protuberancia era una gran piedra redonda con un pequeño hundimiento.

Una piedra perfecta para sentarse en la postura de medio loto; me senté en el hundimiento con las piernas cruzadas.

Al cabo de unos instantes comencé a ver al maestro. La visión en ese lugar ocurría de una manera completamente diferente a lo que estaba acostumbrado. A nuestro alrededor había ondas de diferentes colores, sobre todo verde, azul, púrpura e índigo. Entre los colores brillaban pequeñas e infinitas chispas de luz. Me sentía como si flotara entre estrellas en el universo.

En medio de esas ondas y arcoíris pude percibir, sentir y ver el contorno de un cuerpo sentado en la postura de loto. Aunque parecía que el maestro flotaba sobre un océano de colores y de energía, me di cuenta de que estaba sentado sobre una piedra enorme, frente a mí. Esa piedra era evidentemente más grande que la mía, porque sus piernas descansaban al nivel de mi tórax.

Comenzó a hablar conmigo a través del «pequeño altavoz» en la zona de mi corazón. Podía escuchar con claridad su voz en mi interior. Durante todo el tiempo que permanecí en la cueva no se emitió ni un solo sonido. Nuestras almas se unieron en un vórtice infinito de energía y de amor. Viajamos a través de mundos y universos muy lejanos, más allá de nuestra dimensión. No existía el tiempo ni el espacio. Estábamos unidos en los infinitos campos ilimitados del Dios universal. En un momento dado, volvimos a sentir las limitaciones de nuestro cuerpo. Estábamos de vuelta en la cueva, y sentíamos la energía a nuestro alrededor.

Agradecimos a la Madre Tierra el habernos permitido realizar este extraordinario viaje. Hablamos durante un rato. El maestro me proporcionó numerosas respuestas a preguntas que me habían perseguido durante mucho tiempo. A continuación, me pidió que hiciera una meditación concreta que me ayudaría a permanecer en mi corazón. La explicaré en detalle, paso a paso.

No se trata de una meditación muy difícil; el único requisito radica en sentarse en un lugar tranquilo y apagar las luces, para disfrutar de un entorno similar al que yo tuve en el Himalaya. La oscuridad nos ayuda a desplazarnos con facilidad a nuestro corazón y a utilizar la luz interior.

En primer lugar, cierra los ojos, incluso aunque ya estés en oscuridad, y comienza a respirar rítmicamente. Mientras observas cómo el aire entra y sale de los pulmones, permite que desaparezcan tus pensamientos y preocupaciones, tus miedos y tus asuntos. Tras unos minutos, coloca con suavidad las palmas de las manos sobre los ojos cerrados, y permite que toquen los globos oculares. El contacto ha de ser tan suave que apenas puedas sentir las palmas sobre los ojos. El contacto ha de ser muy ligero, como el de una pluma o la seda. Debe ser como si no tocaras, más parecido a un sentimiento. Si lo haces correctamente, la energía en tu interior empezará a moverse y a descender. Cuando la energía comienza a acumularse en esa área, que es la zona del tercer ojo, es como si se cerrara la puerta de tus ojos. Esta zona se encuentra entre los ojos, o en el centro de la frente, y el centro del cerebro; percibirás ligereza de inmediato, en los ojos, la cara y la cabeza. Te sentirás tan ligero como una pluma a causa de la energía que desciende en tu interior, de la zona posterior de tus ojos hacia el interior del corazón.

Deberías sentirte como si levitaras, como si no hubiera gravedad. Deberías percibir un sentimiento de ligereza que entra en tu corazón. Tu cuerpo se relajará y tu respiración se ralentizará en sincronía con el latido del corazón.

Intenta mantener las palmas sobre los globos oculares al menos media hora. Recuerda que la única instrucción es la de mantener ese roce ligero sin presionar los globos oculares.

Procura recordar que tus manos no tienen peso. Si eres capaz de hacerlo durante más de media hora, tu energía fluirá constantemente desde tus ojos hacia tu corazón.

Al principio serán pocas gotas, pero si practicas de forma continua cada día durante tres meses, se convertirá en una cascada que fluye hacia tu corazón. Esa ligereza entrará en tu corazón y tu corazón se abrirá. Recuerda que nada pesado puede entrar en el corazón, solo la ligereza. La energía de la ligereza procedente de los ojos es como una cascada que se vierte en el corazón y el corazón se abre a ella. En tres meses estarás en el corazón y sentirás que flotas en el centro del universo.

Capítulo 13
La paradoja

El viaje había comenzado hacía mucho tiempo. Al consultar con el Espíritu Infinito, en mis meditaciones, a través de eternos ciclos de reencarnaciones, pude observar mis inagotables esfuerzos por entrar y vivir en el espacio sagrado de mi corazón. Practiqué cada uno de los métodos descritos en este libro, y lo hice con fervor y un apasionado amor incondicional.

He visitado muchos lugares de nuestra preciosa Madre Tierra, me he maravillado con las ilimitadas formas del espíritu humano para volver a conectar con el corazón. No tengo una forma favorita para entrar en el corazón, aunque prefiero los sutiles métodos de la energía intuitiva y femenina. Siento que, especialmente desde el año 2012, en el que la Madre Tierra cambió de la energía masculina a la femenina, estamos obligados a usar la forma más fácil de conectarnos con el corazón, la femenina.

Irónicamente, a pesar de que vivimos el principio de la era femenina, en algunas partes del mundo y en diferentes escuelas espirituales todavía no se permite a las mujeres participar en las prácticas espirituales de los hombres. He oído diversas explicaciones al respecto, pero soy de la opinión que todos deberíamos tener las mismas oportunidades y posibilidades de practicar estos métodos que nos ayudan a aumentar nuestro nivel de consciencia.

De forma paradójica, en aquellos lugares en los que no se permite participar a las mujeres, la mayoría de los métodos que utilizan los hombres son intuitivos, femeninos. Se trata de una contradicción sin sentido con respecto a nuestra forma natural de vivir, en un momento en el que la energía femenina desempeña el papel más importante en nuestra evolución. Si no somos capaces de entender esta verdad y continuamos enfrentándonos a nuestra propia naturaleza, nos veremos obligados a pagar un precio muy alto por ello.

He visto a muchos practicantes de todo el mundo, tanto hombres como mujeres, que siguen distintas prácticas espirituales y que no se permiten a sí mismos abrazar esta nueva energía. Su trabajo está lleno de obstáculos, de dolor y de sufrimiento. El lado lógico, masculino, de su naturaleza los mantiene en una tensión artificial que tarde o temprano dará lugar a un campo de energía desequilibrado e inestable a su alrededor.

El trabajo necesario para crear este libro requirió que mi energía estuviera en equilibrio y armonía con la energía femenina. Escribí el texto en la naturaleza, conectado con la Madre Tierra y con mi corazón. Muy a menudo, a mi alrededor se reunían animales, como si yo fuera realmente un elemento más de la propia naturaleza. Los árboles me protegieron del calor del sol o de la fría lluvia. Viví una experiencia única al escribir este libro. Literalmente sentí cada uno de los métodos según los rememoraba.

Entrar en el corazón a través de la atención y la intención

Me gustaría proporcionarte uno de los métodos que recibí durante una meditación con tres maestros, Toth, el maestro ascendido atlante-egipcio; Anastasia, la gran maestra siberiana, y Babaji, el *mahavatar* inmortal del Himalaya.

Este método implica toda nuestra energía interior, tanto la masculina como la femenina. No solo incluye el corazón, sino también el cerebro y la respiración. Cuenta con las cualidades de cada uno de los tres maestros, a saber: la sabiduría y el conocimiento de Toth, el poder y la energía de Anastasia y la dulzura y la maestría de Babaji.

En primer lugar, has de encontrar una postura cómoda en la que puedas mantener tu espalda recta, pero sin tensión.

Relaja tus tres puntos de tensión: las cejas, los hombros y la cadera. Cierra los ojos y comienza a respirar rítmicamente.

Primero, observa tu respiración sin interferir en ella. Solo sé consciente de ella, de la inspiración y la espiración, sin alterarlas.

A continuación, relaja la cabeza y deja que el mentón descienda suavemente hasta el tórax. Centra tu atención en el lóbulo frontal del cerebro durante tres o cuatro segundos.

Inclina la cabeza hacia el hombro izquierdo un cuarto de rotación, de manera que la oreja izquierda se sitúe sobre el hombro izquierdo. Centra la atención en el parietal izquierdo del cerebro durante tres o cuatro segundos.

Inclina la cabeza hacia atrás, como si miraras hacia el cielo. Centra tu atención durante tres o cuatro segundos en el lóbulo occipital del cerebro.

Lleva ahora tu cabeza hacia el hombro derecho hasta que tu oreja esté sobre él. Centra la atención en el parietal derecho del cerebro durante tres o cuatro segundos.

Vuelve tu cabeza de nuevo a la primera postura, con el mentón inclinado hacia el tórax, para completar el último cuarto del círculo. Centra tu atención de nuevo en la parte frontal de tu cerebro durante tres o cuatro segundos. A continuación, con la espalda recta, concéntrate en el centro del cerebro.

Repite este proceso doce, veinticuatro o treinta y seis veces.

Observa ahora cómo respiras, como entra y sale el aire de tus pulmones, y ordena a tu respiración que se ralentice. Literalmente, vigila la inspiración y la espiración y ordénales que vayan más despacio, más despacio, más despacio...

Al cabo de unos segundos, tu respiración se tornará más lenta y serás capaz de escuchar los latidos de tu corazón, ya sea como un sonido o como una sensación corporal.

Escucha tus latidos con mucha atención e imagina que tu corazón está dividido en cuatro partes: anterior, izquierda, posterior y derecha. Percibe, además, el centro de tu corazón justo en medio de esas cuatro partes.

Ahora, escucha o siente tus latidos y, con cada uno de ellos, sitúa la atención en cada una de las cuatro partes, así como en el centro, y repite en cada parte el mantra del alma tibetana ***Yo soy puro amor y alegría; estoy en luz y en paz*** de la siguiente manera: cuando sientas el primer latido, sitúa tu atención en la parte anterior del corazón y di, para tus adentros, la palabra ***yo***. Imagina esta palabra dentro de la parte frontal de tu corazón; ¡obsérvala allí!

Con el segundo latido, pon tu atención en el lado izquierdo del corazón y pronuncia la palabra ***soy***. Imagina esta palabra dentro de la parte izquierda del corazón.

Con el tercer latido, pon tu atención en la parte posterior del corazón y di la palabra ***puro***. Imagina esta palabra en la parte posterior del corazón.

Con el cuarto latido, sitúa toda tu atención en el lado derecho del corazón y pronuncia la palabra ***amor***. Imagina esta palabra dentro del lado derecho del corazón.

Con el quinto latido, pon toda tu atención de nuevo en la parte anterior de tu corazón. Mentalmente pronuncia la palabra ***y***. Imagina esta palabra en la parte anterior de tu corazón.

Con el sexto latido, completa la primera parte del movimiento y centra tu atención dentro del corazón, entre las cuatro partes, justo en el centro, y repite la palabra ***alegría***. Observa literalmente esta palabra en el centro del corazón.

Continúa este ejercicio con la segunda parte del mantra, ***estoy en luz y en paz***, con el mismo procedimiento.

Después de doce latidos, repite el procedimiento hasta que hayas comenzado a sentir calidez y ligereza en el centro del corazón. Al cabo de media hora o una hora de meditación, en función del tiempo que tengas disponible, caerás literalmente dentro de tu corazón, justo en el centro de las cuatro partes. Será entonces, tal como me dijeron los tres maestros, cuando sepas quién eres en realidad.

Capítulo 14
La batalla contigo mismo

Dedico a diario una parte especial de mi vida a algo que amo enormemente: las artes marciales. Más allá de los cinturones negros que he obtenido tras los años de práctica, más allá de las medallas y trofeos que gané en los campeonatos durante mi adolescencia, hay algo que aún me impulsa a practicar estas técnicas. Es posible que pienses que las artes marciales consisten solo en luchar, pero más allá de la técnica, más importante que las horas y horas de sudor, está la transformación que se produce en quien las practica.

Estoy muy agradecido a todos los profesores y maestros que me ayudaron a entender que las artes marciales son una batalla interior. Si te conoces a ti mismo y eres capaz de dirigir la energía en la dirección apropiada, te convertirás en un maestro.

Se empieza con ejercicio físico; cientos y miles de movimientos repetitivos; movimientos de manos y de piernas, de la parte inferior del cuerpo y de la parte media, de la cabeza y del cuello.

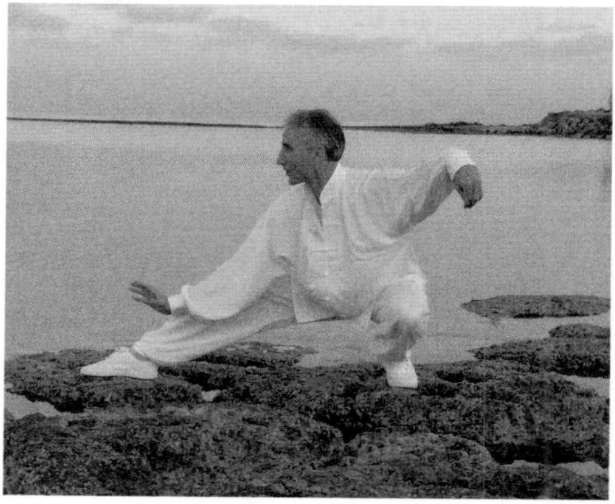

Daniel Mitel durante su práctica cotidiana

Movimientos que mueven los músculos y la línea de entrenamiento en una dirección específica: aprender a defenderte y contraatacar según las técnicas más eficientes.

Se había convertido en algo parecido a un baile en pareja; pero en las artes marciales, tu pareja no es un enemigo. Él o ella son, en verdad, el mejor amigo del mundo, ya que son capaces de mostrarte cómo corregir tus errores.

Al cabo de años de práctica, el maestro introduce de manera progresiva la parte espiritual: la meditación al final del entreno. Tras horas de movimientos y de sudor en el *dojo*, llega la mejor parte: unos cuantos minutos de meditación en los que sientes como si estuvieras literalmente en el ojo de un huracán. Desaparece el cansancio y la agitación y entras en un estado de paz y serenidad. De repente, sientes el vórtice de energía a tu alrededor; estás en el centro del círculo.

Eres capaz de observarte a ti mismo y todo lo que te rodea desde una posición de armonía y amor. Diriges el flujo de energía en cualquier dirección que percibas como beneficioso.

Aconsejo encarecidamente a los padres que permitan que sus hijos practiquen artes marciales o al menos algunos ejercicios. El *tai chi chuan*, por ejemplo, incluye movimientos que ayudan a fortalecer los órganos internos: corazón, hígado, pulmones, bazo, etc. En www.danielmitel.com/tai-chi-forms/ puedes encontrar una lista con la explicación de cada movimiento y el órgano relacionado.

No es una cuestión de luchar, sino de conocernos a nosotros mismos. La batalla ocurre dentro: si eres capaz de vencer, los retos externos se resolverán de una forma elegante.

Las artes marciales dan lugar a una mente sana: los grandes maestros utilizaron las famosas metáforas zen *koan* para ayudar a los practicantes a ver más allá de su opinión personal sobre una persona o un grupo. Es una forma de comprobar la comprensión que tiene un alumno sobre un principio o una verdad fundamental.

Por último, pero no menos importante, las artes marciales implican la creación de una vida sana; no hay maestro en artes marciales que no adopte un estilo de vida sano. Todos los practicantes de artes marciales están en contacto con la Madre Tierra y el universo. Son capaces de reconocer fácilmente a nuestros padres cósmicos.

Entrar en el corazón sin hacer nada

¿Has intentado alguna vez permanecer sentado sin hacer nada, en silencio y en paz? Es posible que pienses que es algo sencillo, pero los maestros de *zazen* dicen que, de hecho, ¡es la cosa más difícil del mundo! Cuando los practicantes de artes marciales finalizan su entrenamiento, exhaustos, se sientan y practican la meditación de No hacer nada.

Se sientan en completo silencio, con la espalda recta y los ojos medio abiertos, con la mirada descansando con suavidad hacia delante. Colocan sus manos una sobre la otra (los hombres ponen la palma izquierda sobre la derecha, y las mujeres, la derecha sobre la izquierda), con los pulgares tocándose un poco y creando una forma ovalada con el borde de las palmas. Son capaces de permanecer así desde unos minutos hasta una hora, o incluso más.

Su consciencia no se concentra en nada en concreto; solo permanecen receptivos, vigilantes, en el momento presente, en el ahora.

Intenta realizar esta meditación. Este ejercicio tiene una dificultad especial porque por nuestra mente pasan miles de pensamientos, cientos de argumentos y de luchas. Te verás repasando tu vida, pasarás por todos los acontecimientos que te han ocurrido y que te han molestado. Al cabo de unos meses de práctica, comenzarás a sentirte somnoliento y empezarás a soñar, a pesar de que tus ojos, medio abiertos, observen lo que tienes delante.

Es posible que sueñes, alucines o duermas. Te preguntarás por qué realizas este ejercicio sin sentido. Tu ego intentará convencerte de lo ridículo que estás, y de lo patéticos que son tus intentos y esfuerzos. Tu mente se reirá de ti y puede que eso te desilusione. Te perderás en recuerdos y en otros asuntos.

Pero ¡no abandones! Continúa con el ejercicio. Permanece atento y vive el momento. Un día tu mente y tu ego desistirán. Se cansarán de ti y dejarán de intentar atraparte. Ese día, toda tu energía descenderá a tu corazón y, de repente, solo estando ahí sentado sin hacer nada, entrarás en la devoción, la alegría y la paz. Ese caudal de pensamientos habrá desaparecido y vivirás el momento, dentro del corazón.

Capítulo 15
Soñar dentro del sueño

En los libros *This Now is Eternity* (Este ahora es la eternidad) y *Heart Imagery: A Path to Enlightenment* (La imaginería del corazón: un camino a la iluminación), me extiendo sobre los maestros tibetanos y el tiempo que pasé junto a ellos. Uno de los temas más intrigantes y apasionantes, que se trata en gran medida en estos libros, es el sueño y el estado de ensoñación. He experimentado muchos «días perdidos», de los que no me puedo acordar. Sin embargo, en algún lugar profundo dentro de mí, era consciente de que no estaban en verdad perdidos. Esos recuerdos difusos estaban allí, medio escondidos, a la espera de que llegara a un nivel de consciencia plena que me los revelara. Sabía que estaba en un estado de ensoñación, en un nivel de consciencia mucho más elevado.

Los maestros Karma Dorje y Tenzin Dhargey no solo eran capaces de controlar el estado de ensoñación; eran maestros de un peculiar estado de consciencia llamado «ensoñación en mundos diferentes». Comprendí que es el estado de consciencia más complejo que un ser humano puede alcanzar.

Una de las cosas interesantes que estos maestros me dijeron es que una mujer es capaz de usar su cuerpo de ensoñación mucho más fácilmente que un hombre. Según ellos, esta enorme fluidez procede del hecho de que, para una mujer, en general, resulta más sencillo romper lazos del pasado.

Los maestros eran expertos en el cambio de niveles de consciencia. Eran capaces de modificar mi consciencia con su mera presencia. En un momento dado, estábamos despiertos para, instantes después, entrar en un estado de ensoñación. Me costó adquirir este nuevo estado de consciencia, pero una vez lo conseguí fui capaz de soñar dentro del estado de ensoñación.

No se parece a dormir y soñar, es algo más complejo. Los maestros consideran que todos soñamos. Incluso cuando nos levantamos por la mañana, con la sensación de estar despiertos, seguimos en un sueño. Así pues, su objetivo era que nos diésemos cuenta del hecho de que estamos soñando.

La mejor forma para llegar a darse cuenta de ello es la de llegar a un estado de consciencia más elevado: soñar dentro del sueño.

Para ello, utilizaban dos métodos: su mera presencia, que cambiaba de modo instantáneo mi nivel de consciencia al estado de soñar dentro del sueño, o bien, entrar en un estado de meditación para trabajar la presencia de nuestros cuerpos de ensoñación a partir de ese estado de consciencia.

Sin embargo, me enseñaron otro método, que cualquier persona puede practicar.

Entrar en el corazón a través de la ensoñación (soñar en el sueño)

Cada vez que utilicemos este método, deberemos centrar la atención en el corazón. Soñar desde el corazón requiere de una gran cantidad de atención, porque en la ensoñación toda la naturaleza de la realidad es diferente de lo que creemos. Una vez que alcancemos el estado de consciencia de nuestros cuerpos de ensoñación, desaparecerán nuestras creencias previas.

La mejor manera de entender este método consiste en practicar lo que los maestros denominan «el conocimiento del corazón». De forma similar al sistema que practicaban los místicos del monte Athos, esta forma de entrar en el corazón requiere de una enorme atención e intención. El conocimiento del corazón es un ejercicio que ha de practicarse en todo momento, sin importar el horario, día y noche, con independencia de nuestra actividad.

La intención consiste en mantener la concentración en el corazón y la atención debe centrarse solo en el corazón. Dado que nuestras mentes están condicionadas para ser prácticas y aceptar solo lo que sea verificable o cuantificable, resulta fácil practicar el conocimiento del corazón durante unos minutos, incluso una hora. Según Karma Dorje y Tenzin Dhargey, este es el primer contacto con nuestro conocimiento intuitivo y nos aporta destellos de percepción y de entendimiento.

Sin embargo, si el ejercicio no se lleva a cabo de forma constante, surgirán la duda y el olvido, porque la mente y el ego lucharán por sus «derechos». Una vez que seamos capaces de establecer una conexión constante con nuestro corazón y mantener la atención e intención solo en el corazón, podremos ascender a un estado de consciencia más elevado: soñar dentro del sueño.

Esta consciencia se desarrolla de modo gradual en nuestros sueños. Tan pronto como seamos capaces de mantener nuestra atención e intención solo en el corazón, seremos conscientes de que soñamos, y la realidad a nuestro alrededor se tornará fluida.

Se trata de un método que requiere de una enorme atención, porque hemos de estar preparados para dar el salto a lo desconocido. Cuando soñaba dentro del sueño, sentía la presencia de los maestros en todo momento; era como si me permitieran jugar en lo desconocido, pero siempre presentes, a mi alrededor, observándome.

Dado que la percepción tiene lugar en un punto externo al cuerpo y a los sentidos, este método ofrece una amplia gama de posibilidades y da lugar a una extraordinaria cantidad de energía en nuestro interior. Los practicantes expertos en este método son capaces de desconectar completamente del orden social sin retirarse del mundo.

Capítulo 16

Los Melquisedec

Varios maestros cósmicos destacados han sido enviados para ayudarnos y guiarnos, y de todos ellos los Melquisedec desempeñan sin duda un papel crucial en la historia de nuestro planeta. Leyendas que se pierden en tiempos remotos hablan del Padre Melquisedec, Maquiventa Melquisedec y el Consejo de los Doce, responsables de la benevolencia en la Tierra. Algunos textos muy antiguos hacen clara referencia a Maquiventa Melquisedec, rey de Salem, sacerdote del Dios Altísimo.

Hasta donde llega nuestro conocimiento, Maquiventa Melquisedec fue el primero al que se otorgó la responsabilidad de la raza humana. Maquiventa asumió el encargo del servicio como un ser mortal ascendente y se le permitió una visita temporal a la Tierra, a Salem, durante la época de Abraham, con el objetivo de ayudar y prestar asistencia a la humanidad. Maquiventa se ofreció como voluntario para realizar el viaje y ayudarnos, y lo llevó a cabo con la aprobación del Consejo de los

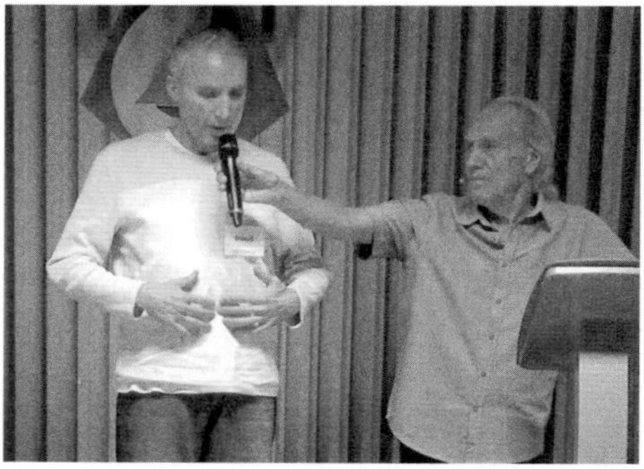

Junto a Drunvalo
en el taller La gracia cósmica, 2015

Doce, que temía la desaparición de la vida en la Tierra durante ese período de creciente oscuridad espiritual.

La segunda concesión de un Hijo de la orden Melquisedec se ha producido en la época contemporánea, cuando Drunvalo Melchizedek asumió otro importante encargo en nuestro planeta.

¿Quiénes son los Melquisedec y por qué pronunciamos sus nombres con tanto respeto y devoción? Según los místicos, los Melquisedec desempeñan un gran papel en la educación y enseñanza de todos los seres celestiales del universo: ángeles, serafines, etc. Pero no solamente enseñan. También se encargan de supervisar nuestro progresivo curso de ascenso. Aunque los Melquisedec están comprometidos con la formación educativa y empírica en nuestro universo local, participan asimismo en misiones de naturaleza única y en situaciones anómalas. Es por este motivo que en ocasiones reciben el nombre de «hijos de la emergencia».

Los Melquisedec están preparados para prestar sus servicios en cualquier circunstancia inusual que ocurra en cualquier lugar del universo. Cuando ocurre una situación de este tipo o es precisa una ayuda especial, uno o más Melquisedec están listos para servir. Actúan en cualquier crisis planetaria, en una emergencia de cualquier naturaleza, en todos los mundos. Ocupan una parte importante del universo, un mundo piloto que es el primero en un circuito de mundos, cada uno dedicado a actividades especializadas. A menudo se hace referencia a estos mundos como Universidades Melquisedec. Los seres ascendentes del universo pasan por las Universidades Melquisedec como parte de su educación. Todos los seres consideran el mundo piloto, llamado mundo Melquisedec, como el lugar más interesante de nuestro universo.

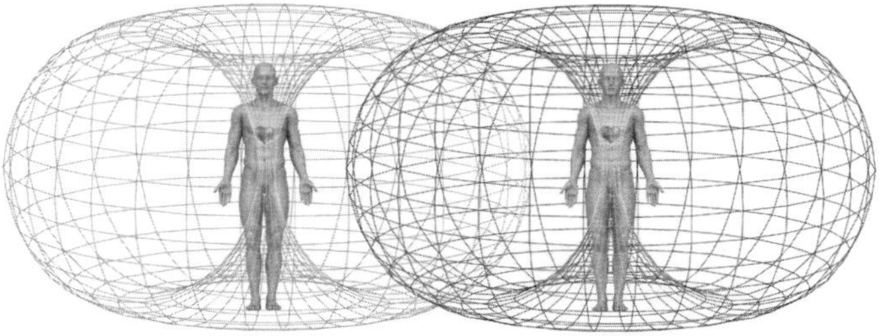

CAMPO MAGNÉTICO DEL CORAZÓN

Nuestros pensamientos y emociones afectan al campo magnético del corazón

Capítulo 17
HeartMath Institute®
La expansión de los corazones por el mundo

Tras leer sobre los viajes al corazón en la cordillera del Himalaya y en el Tíbet, en el monte Athos, en Sierra Nevada, así como en otras partes del mundo, uno puede preguntarse si existe alguna investigación científica que nos muestre cómo mejorar nuestras vidas mediante el poder oculto del corazón.

No existe en el mundo un equipo mejor que HeartMath para demostrar la inteligencia del corazón. HeartMath fue fundado en 1991 por Doc Childre con el objetivo de ayudar a personas, organizaciones y a la comunidad global a incorporar y utilizar la inteligencia del corazón en la vida cotidiana. Al relacionar la ciencia con el corazón, HeartMath da fuerza a las personas y enseña cómo construir los niveles de resiliencia y reducir el estrés. Proporciona maneras para desbloquear la guía interior y así ser capaces de tomar las mejores decisiones para nosotros mismos.

Con el objetivo de crear un mundo conectado con el corazón, HeartMath ha desarrollado y compartido durante más de

25 años herramientas y tecnologías basadas en la ciencia, las cuales ayudan a las personas a conectar con su corazón, con su mente y con sus emociones, para experimentar una mayor fluidez en sus vidas y un menor nivel de estrés.

HeartMath ha lanzado la Iniciativa de Coherencia Global, GCI (del inglés Global Coherence Initiative), creada para promover la paz y la armonía, así como para activar el núcleo de la humanidad, el corazón. GCI está implicada en investigaciones pioneras sobre la interconexión entre la humanidad y los campos magnéticos terrestres y los sistemas energéticos. En calidad de embajador de la Iniciativa de Coherencia Global, promociono de forma activa sus estudios e iniciativas. Dado que en nuestra sociedad las personas experimentan cada vez más inquietud, opresión y pérdida de energía, GCI se ha comprometido a crear soluciones globales. Los científicos investigan el efecto de las frecuencias que resuenan en el campo magnético de la Tierra y su influencia en la salud y el comportamiento humano.

Las hipótesis de GCI se fundamentan en pruebas científicas que demuestran que existe un vínculo entre el campo magnético de la Tierra y los sistemas vivos. Los científicos saben que las frecuencias que resuenan en la Tierra son parecidas a las que se producen en el cerebro, en el corazón y en el sistema nervioso autónomo.

GCI demuestra la relación que existe entre la salud y el comportamiento humano y la actividad solar y geomagnética, para ayudar a entender la importancia de una conexión humana coherente basada en el corazón. Al crear conexiones coherentes, seremos capaces de transformar y mejorar nuestro mundo, así como la consciencia de la humanidad.

El poder del corazón

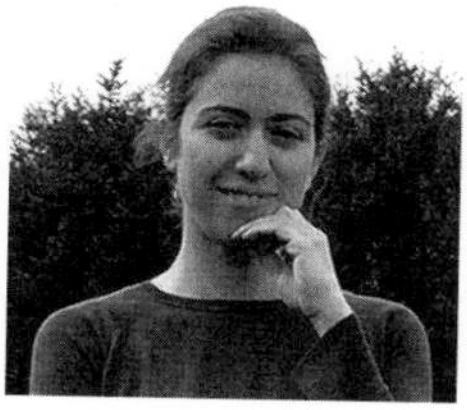

Presentamos una entrevista a Agathi Christodoulidi, formadora en HeartMath, maestra de la School of Remembering y cofundadora de Motivate-Yourself. Es maestra, conferenciante, facilitadora de talleres e instructora; proporciona programas únicos a nivel individual, para empresas y ejecutivos.

En calidad de formadora de HeartMath, Agathi utiliza sus dispositivos de biorretroalimentación en sus entrenamientos y formación. Una de sus tareas principales consiste en ayudar a las personas a que sean conscientes de su estado emocional de forma que puedan ser capaces de autorregularse.

Como cofundadora de School of the Hearth, Agathi ayuda a personas de todo el mundo a recordar quiénes son en realidad.

¿Tenemos poderes escondidos en nuestros corazones?
Nuestro corazón es uno de los órganos más interesantes y misteriosos del cuerpo. Se ha indagado mucho acerca de él,

pero todavía no se lo conoce bien. HeartMath ha investigado la conexión entre el corazón y el cerebro durante los últimos 25 años, y ha aportado una asombrosa información que nos hace entender de una manera nueva el funcionamiento del corazón y su influencia a nivel psicofisiológico.

Numerosos escritos y técnicas ancestrales nos hablan del corazón, pero no ha sido hasta hace muy poco tiempo que la ciencia ha sido capaz de darse cuenta de su importancia e inteligencia. Por ejemplo, se ha probado científicamente que el corazón genera un campo electromagnético mayor que el del cerebro.

De hecho, tal y como escribió Rollin McCraty, Director de Investigación en HeartMath, en «The Energetic Heart: Bioelectromagnetic Communication Within and Between People» (El corazón energético: comunicación bioelectromagnética dentro y entre las personas), el corazón genera el campo electromagnético más grande del cuerpo.

Un conocimiento que de forma intuitiva han entendido culturas y tradiciones ancestrales empieza ahora a aceptarse e integrarse en el estilo de vida contemporáneo. La noción de que las personas han de seguir solo una forma de pensar lógica y que han de tomar las decisiones basadas en esa lógica se desvanece, ya que las personas se sienten cada vez más infelices y sus vidas son cada vez más estresantes y exigentes.

La gente empieza a buscar soluciones y formas de vivir la vida diferentes, y en mi opinión y según mi experiencia, la forma más sencilla de hacerlo es volver al principio, a nuestro espacio de sabiduría, volver al corazón.

¿Podemos conectar el corazón con la mente y disfrutar de una vida mejor?

Hace años que HeartMath investiga la forma de comunicación entre el corazón y el cerebro y ha demostrado que el corazón ejerce su influencia en nuestras percepciones, emociones, intuición y salud.

Las investigaciones demuestran que el corazón se comunica con el cerebro de cuatro formas distintas: neurológicamente (por de la transmisión de impulsos nerviosos), bioquímicamente (mediante hormonas y neurotransmisores), biofísicamente (a través de ondas de presión) y energéticamente (a través de las interacciones con el campo electromagnético). Sabiendo esto podemos asumir con seguridad que cuanto más escuchemos a ambos, corazón y cerebro, más capaces seremos de disfrutar de una forma de vida más armoniosa, de mayor calidad y equilibrada.

Equilibrar y armonizar la comunicación entre el corazón y el cerebro nos lleva a un estado de mejor concentración, rendimiento, estabilidad emocional y bienestar general. Cuando te encuentras en ese estado, al que HeartMath denomina «coherencia de corazón», eres capaz de actuar ante las situaciones que te ocurren en lugar de reaccionar frente a ellas. Te vuelves más amable y comprensivo al estar en un estado de paz y armonía.

Por ejemplo, recuerda las veces que has vuelto a casa cansado tras un difícil día de trabajo y lo único que deseas es relajarte. Ahora recuerda cuál fue tu reacción cuando ocurrió algo que no te permitía hacerlo. Podría tratarse de un tema de reparación doméstico, quehaceres cotidianos pendientes, atender a una persona de tu familia que necesita ayuda, o muchas otras cosas que forman parte de nuestra exigente cotidianeidad.

En contrapartida, piensa en las veces en las que has llegado a casa tras un día de trabajo agradable, un día en el que te has visto reconocido, o has recibido una felicitación, o un día en el que has podido hacer solo las cosas de las que disfrutas; esos días has llegado a casa con una sensación de felicidad, relajación y satisfacción. ¿Cuál fue tu forma de reaccionar frente a las situaciones en las que era preciso resolver algo o frente a los problemas que se planteaban?

Establecer una conexión equilibrada entre el corazón y el cerebro te permitirá ser capaz de actuar en cualquier situación. Podrás elegir cómo gestionarla en lugar de repetir patrones de arrebato o enfado. También reforzará tu resiliencia, de forma que podrás recuperarte mejor de cualquier situación frustrante y sentirte en paz.

Es fundamental para todos aprender a vivir en ese estado de coherencia de corazón, es la única forma que tenemos de vivir de forma equilibrada y armoniosa y de tomar decisiones con sabiduría con el fin de tener una vida feliz y enriquecedora.

¿Cuál es el efecto del amor, el aprecio y la gratitud?

Las emociones pueden afectar a la conexión entre el corazón y el cerebro, ya que modifican la actividad del sistema nervioso autónomo. Desde la década de 1960 se sabe que la forma en la que el corazón se comunica con el cerebro cambia el modo en el que percibimos el entorno. Cuando nos sentimos amenazados, el sistema nervioso simpático es el que se encarga de la respuesta del cuerpo y lo prepara para la lucha o la evasión; cuando descansamos, actúa el sistema nervioso parasimpático.

Las investigaciones nos muestran que las diferentes emociones afectan a los ritmos cardíacos de forma distinta. Por ejemplo, cuando experimentamos emociones «negativas» como ira o frustración, estas incrementan la actividad de la rama simpática del sistema nervioso y se producen ritmos cardíacos caóticos.

Al contrario, cuando una persona experimenta amor, aprecio o gratitud, se produce un incremento en la actividad de la rama parasimpática del sistema nervioso y se producen patrones uniformes en el ritmo cardíaco.

Las emociones «positivas» como el amor, el aprecio o la gratitud mejoran el funcionamiento cortical, lo que se traduce en un mayor rendimiento, en una mejor capacidad de concentración, mayor estabilidad mental y emocional, un pensamiento claro y más energía.

HeartMath nos aporta grandes descubrimientos sobre el corazón y la inteligencia que contiene. ¿Tenemos un «cerebro en el corazón»?

Uno de los descubrimientos de la neurocardiología es que el corazón cuenta con una red neuronal compleja que puede denominarse «cerebro del corazón», ya que es lo bastante extensa y sofisticada. Según el Dr. Armour, el sistema nervioso del corazón contiene unas 40 000 neuronas que envían información a los centros superiores del cerebro que afectan a la percepción, a la toma de decisiones y a otros procesos cognitivos.

Considerando esta información, tenemos ante nosotros un mundo nuevo de posibilidades y sabemos que ¡nuestro corazón «piensa» o tiene su propia mente! Y dado que el corazón tiene, además, el campo magnético más grande alrededor del cuerpo, la información que se envía al cerebro es más diversa que la que el cerebro recibe por sí mismo. Quizá sea esta la razón por la que las tradiciones más antiguas consideran que el corazón es sabio y muestran cómo es preciso escuchar su mensaje con atención.

¿Podemos crear una vida más feliz, más sana y más equilibrada si utilizamos las capacidades del corazón en todo su potencial?

Durante mis talleres y cursos de formación he visto que cuanto más se entiende el concepto de un corazón inteligente y se escucha su propio conocimiento interior y los mensajes que proceden de él, en mayor medida se empezará a experimentar la vida de una forma más gratificante.

He visto a personas que dan los pasos sobre los que habían dudado mucho tiempo atrás, tras darse cuenta y aceptar de que es lo correcto confiar y escuchar al corazón. La desconfianza existente en nuestra sociedad en cuanto a no tomar decisiones utilizando todo nuestro ser empieza a cambiar, ya que nos damos cuenta y sabemos, con bases científicas, que hay otros protagonistas en nuestros cuerpos, no solo el cerebro. Al permitirnos trabajar como un todo, estar equilibrados y sincronizados, seremos capaces de pensar con claridad, actuar con armonía y permanecer en un estado de coherencia en todo momento.

Además, la gente aprenderá a conciliar mejor su vida laboral con la familiar. Al crear un estado de paz y de conexión permanente entre el cerebro y el corazón se está más capacitado para «escuchar» los pensamientos más profundos y las ideas que hasta entonces no estaban accesibles, o sencillamente se ignoraban. Un estado de coherencia permite estar en contacto con la propia intuición, descubrir nuevas formas de resolver problemas y «descargar» nuevas ideas, ¡de ser pioneros!

En un mundo que se repite a sí mismo con viejos patrones siempre presentes, lo más necesario es incluir una nueva forma de pensar, ideas frescas, nuevos diseños y descubrimientos. Solo se puede acceder a este potencial al abrirse y escuchar la voz interior, pero por desgracia el estrés, la ansiedad, la frustración y otras emociones o estados de este tipo bloquean los pensamientos intuitivos de nuestro interior.

El concepto de un mundo diferente, una mejor calidad de vida y una existencia armoniosa para toda la humanidad solo viene de la mano de la habilidad y de la voluntad de cada individuo de conseguir un estado más equilibrado de ser y una forma de vida coherente. Conforme más y más personas se añadan a este nuevo estado, podremos crear de forma paulatina una energía diferente, un campo mejor y más fuerte, en el que todos y cada uno de nosotros pueda vivir felizmente en paz consigo mismo y con las demás personas que le rodean.

Un ejercicio muy sencillo que todo el mundo puede hacer independientemente de su edad es la técnica de la respiración enfocada en el corazón, de HeartMath. Esta técnica ayuda a restablecer una conexión armónica entre el corazón y el cerebro, y a equilibrar el sistema nervioso autónomo. Es un ejercicio sencillo que puedes practicar a lo largo del día, mientras conduces, antes de una reunión o de ir a dormir, o cuando te levantes por la mañana.

RESPIRACIÓN ENFOCADA EN EL CORAZÓN®

1. Centra tu atención en la zona del corazón. Imagina que inspiras o espiras desde el tórax o la zona del corazón; respira un poco más lento y profundo de lo normal.
2. Sugerencia: inspira durante cinco segundos y espira otros cinco segundos (o al ritmo que te resulte más cómodo). La respiración deberá ser tranquila y cómoda. Cuanto más practiques, más natural te resultará respirar tranquilamente y sin forzarte.
3. Al principio coloca la mano sobre el corazón para que te ayude a dirigir la atención a tu corazón.

Para más información, consulta:
www.agathi.net/
www.motivate-yourself.org/
www.heartmath.org/

Meditaciones

Meditación 1

Respiración de la unidad

PÁGINA 13

En un breve espacio de tiempo, Sri Yukteswar apareció frente a mí con una expresión noble en el rostro. Aunque había mantenido una relación estrecha con Yogananda, su discípulo, nunca había reflexionado sobre el propio Sri Yukteswar. Pero ahí estaba él. Y fue al grano, tal y como haré yo ahora.

Me dijo que en la India nadie consideraría nunca aproximarse a lo divino sin llegar a un determinado estado mental y de corazón, así que me dio unas instrucciones muy específicas con respecto a cómo realizar la conexión con lo divino y, finalmente, con Dios. Esto es lo que me dijo.

Puedes estar en cualquier lugar, pero yo utilizo un altar con una sola vela para focalizar mi atención mental. A continuación, percibo y conozco la presencia de mis maestros y todos comenzamos a respirar juntos, como uno.

«Permite que tu atención se traslade a un lugar en la Tierra que consideres el más bello del mundo. Puede ser cualquier lugar, un

paisaje de montaña con árboles, lagos y ríos; o un desierto arenoso y árido sin apenas vida: aquello que percibas como hermoso. Obsérvalo con tanto detalle como te sea posible. Por ejemplo, si el lugar es un paisaje de montaña, mira las montañas con nubes blancas onduladas. Observa y percibe el bosque y los árboles que se mueven con el viento. Presta atención a los animales, como el ciervo y el alce, los pequeños conejos y las ardillas. Mira hacia abajo para ver el agua cristalina de los ríos. Comienza a sentir amor por ese lugar y por toda la naturaleza. Continúa creciendo en este espacio de amor por la naturaleza hasta que tu corazón esté latiendo en la calidez de tu amor.

Cuando sientas que es el momento adecuado, envía intencionadamente tu amor hacia el centro de la Tierra, para que la Madre Tierra perciba directamente el amor que sientes por ella. Puedes, si lo deseas, colocar todo ese amor en una pequeña esfera que lo contenga y enviarla a la Madre, pero es tu intención lo que realmente importa. A continuación, espera, como un niño; espera hasta que la Madre Tierra te envíe su amor de vuelta y seas capaz de sentirlo. Tú eres su hijo y sé que ella te ama.

Conforme el amor de la Madre accede a tu cuerpo, ábrete por completo y permite que este amor se desplace por cualquier parte en tu cuerpo. Deja que el amor de la Madre entre por todas tus células. Que se mueva a través de tu cuerpo de luz. Que se desplace allí donde desee. Percibe este hermoso amor con el que la Madre te ha rodeado y permanece en esta unión con la Madre Tierra hasta que la sientas completa.

En el momento adecuado, que solo tú puedes conocer, sin romper esta unión de amor con tu Madre, mira a tu Padre, a tu Padre Celestial. Observa el resto de la creación más allá de la Tierra. Lleva tu atención a un cielo nocturno. Mira cómo la Vía Láctea atraviesa serpenteante el cielo. Observa cómo los planetas y la Luna giran a tu alrededor y en torno a la Tierra. Percibe el Sol oculto bajo la Tierra. Date cuenta de la increíble profundidad del espacio.

Siente el amor que tienes por el Padre, porque el Padre Divino es el espíritu de toda la creación excepto el de la Madre Divina. Y cuando este amor alcance tal envergadura que simplemente no puedas mantenerlo durante más tiempo dentro de ti, deja que salga hacia los cielos usando tu intención. De nuevo puedes, si lo deseas, hacer llegar todo ese amor a los cielos dentro de una esfera pequeña».

Sri Yukteswar indica que hay que colocar el amor en una pequeña esfera y, con la intención, enviarla a los cielos. Él habla de enviarla a la red de consciencia de unidad alrededor de la Tierra. Si no conoces esta red, no te preocupes. Simplemente haz lo que hace la mayoría de los pueblos indígenas del mundo: envía tu amor al Sol. Del mismo modo que en las redes, el Sol está conectado al resto de soles o estrellas y, por ende, a toda la vida en cualquier lugar.

Algunos pueblos, como los *hopis*, en la meseta central estadounidense, envían su amor al Gran Sol Central, otro concepto que no todo el mundo tiene pero que resulta igualmente válido. El objetivo es que tu amor llegue a toda la vida en cualquier lugar.

Sri Yukteswar continuó: *«Una vez que has enviado tu amor a los cielos, hacia el Padre Divino, de nuevo esperas; esperas a que el Padre te devuelva su amor. Y, por supuesto, siempre lo hará. De igual modo que ocurre con el amor de la Madre, cuando sientas cómo el amor del Padre Divino entra en tu ser, permite que se desplace a cualquier parte que desee. Es el amor de tu Padre, y es puro.*

En este momento se manifiesta algo que ocurre raramente: la Santísima Trinidad en vida sobre la Tierra. Madre Divina y Padre Divino se reúnen contigo en un amor puro, y tú, el Hijo Divino, completas el triángulo».

Según Sri Yukteswar, solo se puede conocer a Dios directamente a través de este estado concreto de consciencia. Por lo tanto, el último paso de esta meditación consiste en tomar consciencia de la presencia de Dios, a tu alrededor y en tu interior.

En un primer momento, para llevar a cabo esta parte de la meditación, Sri Yukteswar me proporcionó una forma muy compleja para alcanzar la consciencia de Dios, pero tras conversar con numerosos ancianos de varias tribus de todo el mundo tengo la sensación de que es posible simplificar el modo de alcanzar este estado final de consciencia. Resulta realmente sencillo. Una vez que te hallas en la Santísima Trinidad, puedes alcanzar esta experiencia simplemente abriendo tu corazón a la presencia de Dios. Por alguna razón que solo Dios conoce, en el estado de Santísima Trinidad la presencia de Dios se percibe con facilidad.

Sri Yukteswar me dijo que esta meditación recibía el nombre de Respiración de la unidad. Dios está siempre en todas partes, aunque los seres humanos no siempre lo perciben. La meditación de la Respiración de la unidad te lleva directamente, de forma consciente, a la presencia de Dios.

Para algunas personas, este estado de consciencia constituye todo lo necesario para completar los ciclos de la vida, o dicho de otra forma, es la puerta de entrada a las ceremonias sagradas de la vida, tales como nuestro nacimiento a este mundo, el matrimonio sagrado e incluso la muerte. Según los nativos americanos, también las ceremonias de plantación y cosecha requieren de esta conexión particular con el Gran Espíritu, para que los cultivos puedan crecer y lo hagan con salud.

Meditación 2
Formas de entrar en el espacio sagrado del corazón

Método de los *koguis*

PÁGINA 23

Los *koguis*, una tribu amerindia que habita en las sierras de Colombia, en Sudamérica, me mostraron una forma de entrar en el espacio del corazón. Ellos acceden a un lugar de oscuridad total y «bailan» un movimiento lento que parece no tener dirección. Realizan esta danza sin comer ni beber, y sin dormir, durante nueve días y nueve noches. Según los *koguis*, cuando esta danza finaliza, se hallan en el espacio del corazón.

Meditación 3
Formas de entrar en el espacio sagrado del corazón

El campo toroidal del corazón

PÁGINA 23

Tenía que buscar formas alternativas y sabía que el corazón creaba un campo magnético inmenso de forma toroidal, con un diámetro de unos 2,5 a 3 metros (*véase* imagen, página 22). Se creía que era el propio espacio sagrado del corazón el que generaba ese campo. Pensé que, si eso era cierto, podríamos guiarnos por él para volver al origen y encontrarnos así dentro del espacio sagrado del corazón. Este método funciona, y de hecho es el primer método que utilicé. Sin embargo, a nuestra parte femenina le cuesta mucho utilizarlo, ya que es demasiado lógico.

Meditación 4
Formas de entrar en el espacio sagrado del corazón

Método de Jesús

PÁGINA 24

Se trata de una forma de entrar en el corazón que debemos a Jesús. Ha llegado hasta nuestros días a través de las tradiciones gnósticas. Sin embargo, los gnósticos trataron de ocultar este método al público asegurando que el espacio sagrado del corazón no se situaba dentro del corazón físico, sino detrás de él. Esto no es verdad. Aunque la puerta de entrada de la que Jesús nos habló sí se localiza en la parte posterior del corazón.

Con este método, cuando te desplazas del cerebro al corazón, lo haces pasando por detrás del corazón y, a continuación, te vuelves y miras en la dirección en la que tu cuerpo se sitúa normalmente. Ahora miras al corazón desde atrás. Cuando lo hagas, observarás algo parecido a una fisura o pliegue en el corazón y, en medio de esa fisura, hallarás un pequeño vórtice rotatorio que aparece como un punto oscuro o un punto de luz. Dirígete hacia ese vórtice. Cuando estés cerca, el vórtice te absorberá como una aspiradora y te verás descendiendo por un tubo. Continúa con el desplazamiento hasta que sientas que te has detenido: habrás llegado al espacio sagrado del corazón. A menudo se considera este lugar aquel con más quietud en el universo.

Meditación 5
Formas de entrar en el espacio sagrado del corazón

Método puro femenino de la intuición

PÁGINA 24

Este método es demasiado simple, al menos para las mujeres. Precisamente por eso, por ser así de sencillo, es complicado para la lógica masculina. Todo lo que hay que hacer es desplazarse del cerebro al corazón físico y entrar en el corazón por cualquier parte. A continuación, con la intención, te dices a ti mismo que te vas a desplazar y, cuando cese el movimiento, estarás en el espacio sagrado del corazón. Si eres capaz de utilizar tu parte femenina para hacerlo, te resultará sencillo.

Meditación 6
Formas de entrar en el espacio sagrado del corazón

Volver a conectar con la energía primordial

PÁGINA 62

En primer lugar, necesitas encontrar un lugar donde poder estar tranquilo durante al menos media hora. Colócate en una postura cómoda con la columna vertebral recta y los ojos cerrados. Pon atención en la parte superior de la cabeza e imagina que inhalas la palabra «calma» a través de la fontanela, el chakra de la corona.

A continuación, visualízate en algún lugar de la naturaleza, un emplazamiento que conozcas y por el que sientas un amor especial, y conviértete en parte de la tierra. Siente, por ejemplo, que te has convertido en un árbol de raíces fuertes y poderosas. Observa que eres literalmente la tierra; cada uno de los cinco elementos del universo están dentro de ti: tierra, agua, madera, fuego y metal.

Siente que creces cada vez más y que el universo te rodea. Orbita alrededor del Sol. Percibe la conexión con los miles de estrellas que te rodean.

Meditación 7
Entrar en el corazón

A través de la intuición

PÁGINA 68

—Cerrad los ojos —dijo Lady Ana.

—Observad, percibid y sentíos completamente relajados. Observad vuestra mente y permitid que se transforme en un sereno cielo estival azul. Como si lo vierais desde abajo. Vuestros pensamientos son las nubes blancas que se mueven a través de él.

Procedimos a realizarlo de inmediato. Percibí un sentimiento de calma y paz.

—Permitid que un suave viento empuje todas las nubes hacia la izquierda, hasta que todas ellas hayan desaparecido.

Cuando la última nube desapareció por la izquierda, empecé a percibir un sonido que resonaba en el centro de mi tórax.

—Sentid u observad dónde está el corazón, o escuchad la vibración que procede del centro del tórax. Escuchad el sonido del corazón y poned atención en él. Podría ser una vibración, un sonido o el latido del corazón —dijo Lady Ana.

Al principio escuché claramente el latido de mi corazón, su pulso. Pero el latido comenzó a desvanecerse y la vibración se hizo cada vez más fuerte. Intuitivamente seguí aquella vibración y sentí como si cayera por un precipicio. Casi me sentí mareado, pero era una sensación muy placentera. Caía hacia dentro de mí. Permití que ocurriera sin oponer resistencia o anticipación. Algo irresistible me atraía en esa dirección, como un imán cósmico.

El tiempo y el espacio quedaron obsoletos. Pasé a través de miles de estrellas y luces en tan solo unos instantes. De repente me detuve; no lo hice en un lugar compacto. Se trataba de un suave final de trayecto. Podía ver colores, ondas de luz y de energía. Era capaz de percibir la presencia de otros seres. Me movía en libertad, como si no hubiera fuerza de gravedad.

Lady Ana permanecía en silencio. Inesperadamente la vi allí, en el lugar al que había llegado mi espíritu. La rodeaban abundantes ríos de luces y colores. Era enorme de un modo hermoso. Me sentí en calma, imparcial; había algo que me protegía.

Era capaz de ver cualquier cosa, podía moverme hacia el lugar del universo que quisiera solo con la intención. Podía comunicar lo que fuera a cualquiera, en cualquier lugar.

Meditación 8
Entrar en el corazón

A través del prana

PÁGINA 73

No es mi intención iniciarte en el *kriya* yoga a través de este libro, ya que esto requiere el contacto personal y la supervisión de un maestro de *kriya*; sin embargo, deseo compartir mi experiencia con la práctica del *kriya* del corazón.

Recuerda que si deseamos alcanzar la gracia espiritual, hemos de realizar una práctica continua; el lema de Lahiri Mahasaya es ¡*Banat, Banat, ban jay*! (¡Hacer, hacer, un día estará hecho!).

Unos años de práctica fueron suficientes para ser capaz al fin de colocar mi lengua en el *kechari mudra*, respirar rítmicamente en *kriya pranayama* y comenzar una oración contemplativa.

Al cabo de un rato, mi corazón comienza a vibrar de forma continua, como un púlsar cósmico que emite luz a intervalos regulares. Una llamada interior que no puedo resistir, atrae, como un imán toda mi atención hacia el corazón. Un sentimiento cálido rodea mi tórax y crece alrededor de todo mi cuerpo, como una especie de campo de luz protector.

Comienzo a desplazarme por dentro de mi cuerpo, como una chispa de luz en el universo. A veces me lleva horas cruzar el espacio lleno de galaxias y cuásares, sistemas solares y estrellas en un viaje infinito hacia mi corazón.

Muy a menudo me encuentro aún en la mitad de mi viaje cuando me doy cuenta de que han pasado tres o cuatro horas y que he de volver a mi rutina cotidiana. Abro los ojos y, durante al menos una o dos horas, no dejo de sentir la vibración en todo el cuerpo, sobre todo en la zona del corazón.

Cuando soy capaz de cruzar el tiempo y el espacio para llegar a mi corazón, me siento como si volviera a nacer. Soy testimonio de la magnífica imagen de mí mismo: puro, inocente y conectado a la divinidad.

Meditación 9
Entrar en el corazón

Método de Simeón, el Nuevo Teólogo

PÁGINA 85

A menudo, cuando practico la entrada al corazón a través de la oración del corazón utilizo el método de Simeón, el Nuevo Teólogo. Son unas instrucciones claras y directas. Las principales cualidades que se precisan durante este ejercicio son la fe y la paciencia. Hay que recordar el lema del maestro Lahiri Mahasaya, ¡*Banat, Banat, ban jay*! (¡Hacer, hacer, un día estará hecho!).

Describiré el método en primera instancia y, a continuación, mi experiencia al utilizarlo.

En primer lugar, hemos de encontrar un lugar tranquilo, un espacio en el que meditemos, oremos o realicemos ejercicios espirituales. Es bueno utilizar siempre un mismo lugar porque lo cargamos con una vibración específica, que siempre ayudará a conectarnos más rápido con nuestro interior.

A continuación, hemos de detener nuestros pensamientos. Simeón, el Nuevo Teólogo, dice que es necesario sacar de nuestro intelecto todo aquello carente de valor.

El siguiente paso consiste en descansar el mentón sobre el tórax y concentrar nuestra mirada hacia abajo, al centro del abdomen o al ombligo. Nuestra atención debe estar totalmente centrada en la mirada fija al abdomen u ombligo, sin otros pensamientos.

Ahora es preciso ralentizar la respiración; esta debe ser lenta y suave. Conforme continuamos con la mirada y la respiración, cerramos los ojos y buscamos el lugar en el que se encuentra el corazón, en nuestro interior, allí donde los místicos afirman que residen todos los poderes del alma.

En un primer momento hallaremos allí oscuridad y una densidad impenetrable. Más adelante, según practiquemos día y noche, encontraremos milagrosamente una alegría incesante.

Según el maestro, en cuanto hallaremos el lugar del corazón, veremos cosas que antes nos pasaban desapercibidas. Encontraremos un lugar abierto completamente luminoso y lleno de discernimiento. A partir de ese momento, los pensamientos que nos distraigan se alejarán y serán destruidos antes de que se establezcan en nuestra mente.

Meditación 10
Entrar en el corazón

Método de Nicéforo, el Monje

PÁGINA 88

Nicéforo sugería encarecidamente contar con un maestro o profesor para guiarnos en el camino espiritual y ser capaces de llegar al corazón con más facilidad. Pide que busquemos una guía de forma diligente y continuada, pero, si no pudiéramos encontrarla, deberíamos renunciar a nuestros apegos mundanos, apelar a Dios y comenzar a practicar por nuestra cuenta.

Al igual que con el método anterior, en primer lugar hemos de encontrar un lugar tranquilo, un espacio en el que meditemos, oremos o realicemos ejercicios espirituales. Es bueno utilizar siempre un mismo lugar porque lo cargamos con una vibración específica, que siempre ayudará a conectarnos más rápido con nuestro interior.

A continuación, nos concentramos en la mente y la llevamos al tracto respiratorio a través del cual nuestra respiración pasa al interior del corazón.

En este punto es necesario aplicar más presión a la mente para obligarla a descender con la inhalación hasta el corazón. El místico dice que una vez que la mente ha entrado allí, esta se une al alma y se llena de un placer indescriptible.

Hemos de entrenar la mente para que no abandone el corazón con rapidez, porque, en un primer momento, será reacia a verse forzada de esta manera. Pero, una vez que se acostumbre a estar dentro, no podrá soportar permanecer fuera del corazón.

A continuación, todo lo externo se tornará irrelevante y periférico. Si, tras los primeros intentos, conseguimos entrar en el corazón a través de la mente, deberemos dar gracias a Dios y perseverar en esta práctica.

Realmente me encanta practicar este método. Antes que Nicéforo, Buda lo utilizó con sus discípulos. Aún lo utilizan los tibetanos y los maestros del Himalaya. Buda aconsejó a sus alumnos que lo practicaran a diario, en cualquier momento, sobre todo antes de ir a dormir. Eso ayuda a crear sueños desde el corazón, limpios y libres de pensamientos negativos.

Me gusta practicar este método en un lugar tranquilo, si es posible en plena naturaleza. No obstante, se puede realizar en cualquier lugar. A veces lo practico durante mis viajes en avión y también funciona muy bien.

En un primer momento, durante un par de minutos, intento ser consciente de mi patrón de respiración sin intentar modificarlo. Es posible que la respiración sea más profunda o más superficial, incluso puede detenerse unos instantes. Simplemente la observo, sin intervenir.

Intento entonces que mi mente siga el fluir de esa respiración, del mismo modo que una hoja desciende por una cascada. A veces es complicado porque la mente intenta alejarse y escapar de ese fluir. De hecho, como afirman los místicos, el éxito en el camino espiritual radica en aplicar la atención y la intención, con observación y vigilancia.

Una vez que he descendido al corazón con la inhalación, siento un júbilo y una felicidad que no pueden expresarse con palabras. Mi mente y mi alma están unidas y me siento lleno de paz y de armonía.

Necesito mantener la concentración en mi mente para que no abandone el corazón con rapidez, ya que en este ejercicio la mente tiende a desplazarse de vuelta al cerebro.

Todo lo externo se tornará irrelevante, me siento desconectado y en paz. Siempre rezo una oración y doy gracias a Dios.

Meditación 11
Entrar en el corazón

Método de Nicéforo, el Monje

PÁGINA 90

El maestro nos plantea esta segunda opción si no somos capaces de acceder al reino del corazón a pesar de intentarlo al máximo con el método de la respiración.

En primer lugar, hemos de alejar nuestros pensamientos y calmar nuestra mente por completo. Nos concentramos en el tórax, allí donde se sitúa el corazón, y rezamos sin cesar la oración de Jesús: «Señor Jesucristo, hijo de Dios, ten piedad de mí».

Si mantenemos la concentración en el corazón y rezamos la oración sin detenernos, en algún momento nuestro corazón se abrirá y seremos capaces de utilizar el primer método, la técnica de la respiración, con facilidad, de modo que podamos entrar en el corazón.

Es entonces, según Nicéforo, que alcanzaremos todo un abanico de virtudes, el amor, la alegría, la paz...

Este método me parece muy sencillo y placentero de practicar y, cuando lo realicé por primera vez, mi mente permaneció completamente tranquila y sin ningún pensamiento solo al cabo de pocos días de práctica.

Se trata de un método que se practica ampliamente en la India y el Tíbet, donde utilizan mantras o rezos. El gran maestro *kriya* Laḥiri Mahasaya utilizaba este método y cambiaba la oración en función del grupo de alumnos a los que enseñaba. Para un grupo usaba, por ejemplo, el mantra vasudeva *Om Namo Bhagavate Vasudevaya*, mientras que para otro grupo utilizaría *Lâ Ilâha Illâ Allâh*. A menudo uso la oración tibetana de amor y paz: «Yo soy puro amor y alegría; estoy en luz y en paz».

Meditación 12

Entrar en el corazón

Las nueve etapas de santa Teresa de Ávila

PÁGINA 92

Santa Teresa explica que existen nueve etapas de oración, y no nueve técnicas diferentes, y no nueve técnicas diferentes, como algunos de los practicantes se inclinan a creer. Una vez que se empieza con la oración contemplativa, experimentamos cada una de las etapas según alcanzamos un nuevo nivel de consciencia.

Aunque he utilizado diferentes métodos de meditación, he sido capaz de entrar en el corazón de una forma natural para después identificar las etapas que nos enseña esta mística.

Estas etapas son:

1. Oración vocal
2. Meditación
3. Oración afectiva
4. Recogimiento activo
5. Recogimiento infuso
6. Oración de quietud
7. Oración de la unión

8. Oración de unión conforme (unión extática)
9. Oración de la unión transformativa

A continuación se describe con brevedad cada una de las etapas para entender mejor cómo nos pueden ayudar a conectar con nuestro corazón.

ORACIÓN VOCAL: santa Teresa de Ávila recomienda esta etapa para los principiantes. Elegimos el mantra o la oración que desencadene en nosotros la mayor devoción y pasión y la repetimos. Tal y como indica la santa, es la puerta por la que entramos al «castillo interior».

MEDITACIÓN: tras un período de oración vocal, sobreviene esta etapa en la que hemos de luchar contra las distracciones e interrupciones. Durante esta etapa, en ocasiones necesitaremos detenernos unos momentos y reanudar el mantra u oración, hasta que encontremos paz y tranquilidad.

ORACIÓN AFECTIVA: es la etapa en la que encontramos nuestro corazón; sentimos paz y bondad en nuestro interior. Somos capaces de ver, percibir y sentir la luz y la vibración interior.

RECOGIMIENTO ACTIVO: el mantra o la oración continúan de forma natural; entramos en trance y lo que nos rodea parece ser un sueño.

RECOGIMIENTO INFUSO: empezamos a sentir realmente la presencia de Dios en nuestro interior y a nuestro alrededor; es la etapa en la que sentimos que la gracia divina entra en nuestro corazón.

ORACIÓN DE QUIETUD: es la primera etapa de un orador avanzado. Nuestros recuerdos se desvanecen y sentimos la consciencia íntima de Dios que penetra en nuestra alma y cuerpo. También se habla de ella como la primera etapa de una oración mística.

ORACIÓN DE LA UNIÓN: todas nuestras facultades interiores están ocupadas en Dios; nuestra memoria e imaginación están completamente cautivadas por la gracia divina. La intensidad de esta experiencia mística está más allá de las palabras.

ORACIÓN DE LA UNIÓN CONFORME (UNIÓN EXTÁTICA): las últimas dos etapas, la unión extática y la transformativa, son los últimos grados de la oración meditativa de la mística. En la unión extática sentimos como si voláramos en éxtasis; en ocasiones, el cuerpo se eleva literalmente al espacio. A veces el alma sale por sí sola; la experiencia es tan profunda que uno no desea que acabe.

ORACIÓN DE LA UNIÓN TRANSFORMATIVA: muchos místicos identifican esta última etapa de la oración mística con el «matrimonio espiritual». Supone el más alto grado de perfección que uno es capaz de alcanzar en esta vida. Es una transformación total del alma en el Uno. El amor divino se nos expresa por completo. Los místicos dicen que nuestra alma experimenta la Trinidad, el Padre Universal, el Hijo Eterno y el Espíritu Infinito (la Madre) por completo.

Desde la tercera etapa hasta la última, prevalece el corazón. Fui capaz de sentir la presencia de Dios en mi interior. En realidad, el «recogimiento» es el recuerdo de quién soy.

Existen dos tipos distintos de recogimiento; santa Teresa nos da una pista sobre cada uno de ellos. En la cuarta etapa, el recogimiento activo, casi me sentí anestesiado, como en trance.

En la quinta me sentí infundido en gracia divina, el recogimiento infuso.

No es posible describir con palabras las últimas cuatro etapas. Son etapas místicas en las que, a veces, por momentos, recibí pinceladas de información sobre lo que podía significar el «matrimonio espiritual», la unión con lo divino. Durante estas etapas también sentí un fuerte dolor extático en mi interior. A veces me quedé inconsciente, casi desmayado; otras, unos minutos sin respirar.

Mis ojos se llenaban de lágrimas; la experiencia era tan intensa como una flecha que atravesaba mi corazón. El dolor era placentero, pero intenso; evitaba comer para evitar que la experiencia terminara. Podría permanecer en esta etapa durante toda mi vida, solo disfrutando de la gracia divina en mi alma.

Meditación 13
Entrar en el corazón

Método de la imaginería del corazón

PÁGINA 98

Una de las formas más sencillas para entrar en el corazón es con el método de la imaginería del corazón. Antes de iniciarme en un ejercicio de imaginería, los maestros Karma Dorje y Tenzin Dhargey me enseñaron unas prácticas simples para aprender a desplazarme del cerebro al corazón. Me dijeron que es un método que experimentamos de forma natural, sobre todo cuando somos niños.

Vamos a resumir la técnica.

En primer lugar, hay que colocarse en una postura cómoda, con la columna vertebral recta y los ojos cerrados.

Exhala tres veces: inhala de forma natural y realiza una exhalación lenta a través de la boca; conforme exhalas, observa cómo tus problemas, asuntos, preocupaciones y conflictos internos salen de ti y se alejan. Vuelve a respirar con normalidad.

Ahora visualiza, siente y percibe que estás dentro de una casa grande. Imagina que hay una habitación en la parte superior, es la habitación del cerebro. Una escalera en espiral desciende desde el centro de esta habitación (el centro de tu cerebro) hasta el centro del tórax.

Usa tu intención y baja por las escaleras.

Cuando llegues al centro del tórax, sal de las escaleras y gira con lentitud hacia tu izquierda. Allí hay una puerta que te llevará al corazón. Puedes imaginar una puerta de cualquier tipo. Abre la puerta y entra en tu corazón; recuerda cerrarla después de entrar.

Ahora visualiza, siente o percibe la fuerza y el amor que emanan de tu corazón.

Si lees este método tres o cuatro veces antes de practicarlo, te sorprenderás de lo fácil que es entrar en el corazón.

Tengo una serie de recomendaciones especialmente para la primera vez que lo practiques. Lo primero, una vez que llegues al corazón verás imágenes, lugares, mundos o caras de gente conocida o desconocida. Para asegurarte de que realmente estás en tu corazón y no es fruto de tu imaginación, comprueba si la luz que ves en tu corazón está o no polarizada.

Esto es muy fácil de ver. Cuando la luz está polarizada, como ocurre en el cerebro, podemos observar claramente las sombras que producen los objetos o las personas. Ello se debe a que hay una fuente de luz, que es el Sol. Por tanto, las sombras se producen al interponerse el objeto delante de la luz. Sin embargo, la luz del corazón no está polarizada y no se producen sombras.

Meditación 14
Entrar en el corazón

La vía natural del chakra del corazón

PÁGINA 111

La vía intuitiva del chakra del corazón comienza, como he mencionado en el capítulo anterior, con una limpieza en profundidad de los traumas emocionales y de las experiencias intensamente preocupantes o inquietantes que hayan tenido lugar en nuestras vidas. Hasta el momento, todos los maestros con los que he tenido el placer de trabajar me han dicho lo mismo: la mejor manera de limpiar esas experiencias consiste en perdonar a todas las personas involucradas con las que hemos estado en conflicto o desacuerdo.

Puede ser difícil y, en ocasiones, extenuante, pero perdonar a toda la gente con la que hemos sufrido desavenencias limpia las emociones negativas que mantienen nuestra mente ocupada con pensamientos que agotan nuestra energía innecesariamente.

Cuando sentimos que hemos limpiado el camino y hemos perdonado a todas las personas con las que hemos discutido o que nos han hecho sufrir, estamos listos para entrar en el corazón a través de la vía natural del chakra del corazón del amor incondicional.

Los pasos son sencillos de seguir una vez nos sintamos libres de pensamientos negativos. Fundamentalmente, en primer lugar hemos de desplazarnos del centro del cerebro, donde se localiza el chakra pineal, hacia el chakra de la garganta, en la base del cuello; a continuación, hasta el segundo chakra del corazón, que se localiza en el centro del tórax (el chakra de las emociones) y, finalmente, hasta el chakra del corazón del amor incondicional.

Desde ahí hemos de permitir que nuestro ser interior o ser superior nos guíe hacia el corazón. El corazón físico está situado a la altura del chakra, ligeramente hacia la izquierda. Por tanto, hemos de permitir que nuestra atención se desplace en esa dirección. Junto con la atención aplicaremos una fuerte intención, y así pronto llegaremos al corazón. A veces son necesarios unos cuantos intentos para lograrlo, pero una vez que uno se acostumbra al método, se dará cuenta de que es muy sencillo y natural.

Meditación 15
Entrar en el corazón

Método del corazón de la tierra

PÁGINA 117

Todos los aborígenes conocen un secreto ancestral: si nos conectamos con el corazón de la tierra, podremos entrar en nuestro propio corazón de una manera natural. Dicen que hacerlo es muy sencillo.

En primer lugar, es preciso encontrar un lugar en plena naturaleza en el que puedas relajarte, cerrar los ojos y respirar rítmicamente; un lugar tranquilo en el que puedas escuchar el canto de los pájaros y sentir la suave brisa sobre la piel. Podrías escuchar el sonido de un manantial que fluye por el valle o el romper de las olas en la orilla del mar; cualquier espacio en el que te sientas relajado y disfrutes del entorno natural a tu alrededor.

Puedes incluso descalzarte para estar en contacto con la tierra o con la hierba. Mientras te relajas, mantén los ojos cerrados e intenta sentir tu corazón en el centro del tórax. Haz que, poco a poco, el ritmo de tu respiración descienda mientras escuchas el latir de tu corazón.

Percibe el amor que sientes por este lugar, por la Madre Tierra. Permite que ese amor crezca en tu interior. A continuación, observa, percibe y siente un haz de luz que une tu corazón con el de la Madre Tierra, en el centro de la tierra. Permite que tu amor descienda por el haz hacia el corazón de la Madre Tierra. Percibe y observa, literalmente, el desplazamiento de las olas de amor y luz desde tu corazón hasta el de la Madre Tierra.

Mantén toda tu atención e intención en este proceso y pronto sentirás la respuesta de la Madre Tierra. Es como una nube de luz cálida procedente de abajo, que entra por los pies y asciende, penetrando cada uno de los átomos de tu cuerpo.

Esa energía tranquiliza tus pensamientos y recuerdos profundos. Te sientes protegido y seguro ante cualquier peligro. Tu Madre cósmica te ayuda y te protege. Esta fuerte vibración puede permanecer contigo durante horas, o incluso días si disfrutas de la naturaleza o si realizas actividades en ella.

Meditación 16

Entrar en el corazón

A través del tercer ojo

PÁGINA 124

No se trata de una meditación difícil; el único requisito radica en sentarse en un lugar tranquilo y apagar las luces, para disfrutar de un entorno similar al que yo tuve en el Himalaya. La oscuridad nos ayuda a desplazarnos con facilidad a nuestro corazón y a utilizar la luz interior.

En primer lugar, cierra los ojos, incluso aunque ya estés en oscuridad, y comienza a respirar rítmicamente. Mientras observas cómo el aire entra y sale de los pulmones, permite que desaparezcan tus pensamientos y preocupaciones, tus miedos y tus asuntos. Tras unos minutos, coloca con suavidad las palmas de las manos sobre los ojos cerrados, y permite que toquen los globos oculares. El contacto ha de ser tan suave que apenas puedas sentir las palmas sobre los ojos. El contacto ha de ser muy ligero, como el de una pluma o la seda. Debe ser como si no tocaras, más parecido a un sentimiento. Si lo haces correctamente, la energía en tu interior empezará a moverse y a descender. Cuando la energía comienza a acumularse en esa área, que es la zona del tercer ojo, es como si se cerrara la puerta de tus ojos. Esta zona se encuentra entre los ojos, o en el centro de la frente, y el centro del cerebro; percibirás ligereza de inmediato, en los ojos, la cara y la cabeza. Te sentirás tan ligero como una pluma a causa de la energía que desciende en tu interior, de la zona posterior de tus ojos hacia el interior del corazón.

Deberías sentirte como si levitaras, como si no hubiera gravedad. Deberías percibir un sentimiento de ligereza que entra en tu corazón. Tu cuerpo se relajará y tu respiración se ralentizará en sincronía con el latido del corazón.

Intenta mantener las palmas sobre los globos oculares al menos media hora. Recuerda que la única instrucción es la de mantener ese roce ligero sin presionar los globos oculares. Procura recordar que tus manos no tienen peso. Si eres capaz de hacerlo durante más de media hora, tu energía fluirá constantemente desde tus ojos hacia tu corazón.

Al principio serán solo unas gotas, pero si practicas de forma continua cada día durante tres meses, se convertirá en una cascada que fluye hacia tu corazón. Esa ligereza entrará en tu corazón y tu corazón se abrirá. Recuerda que nada pesado puede entrar en el corazón, solo la ligereza. La energía de la ligereza procedente de los ojos es como una cascada que se vierte en el corazón y el corazón se abre a ella. En tres meses estarás en el corazón y sentirás que flotas en el centro del universo.

Meditación 17
Entrar en el corazón

A través de la atención y la intención

PÁGINA 130

Este método implica toda nuestra energía interior, tanto la masculina como la femenina. No solo incluye el corazón, sino también el cerebro y la respiración. Cuenta con las cualidades de cada uno de los tres maestros, a saber, la sabiduría y el conocimiento de Toth, el poder y la energía de Anastasia y la dulzura y la maestría de Babaji.

En primer lugar, has de encontrar una postura cómoda en la que puedas mantener tu espalda recta, pero sin tensión.

Relaja tus tres puntos de tensión: las cejas, los hombros y la cadera. Cierra los ojos y comienza a respirar rítmicamente.

Comienza por observar tu respiración sin interferir en ella. Solo sé consciente de ella, de la inspiración y la espiración, sin alterarlas.

A continuación, relaja la cabeza y deja que el mentón descienda suavemente hasta el tórax. Centra tu atención en el lóbulo frontal del cerebro durante tres o cuatro segundos.

Inclina la cabeza hacia el hombro izquierdo un cuarto de rotación, de manera que la oreja izquierda se sitúe sobre el hombro izquierdo. Centra la atención en el parietal izquierdo del cerebro durante tres o cuatro segundos.

Inclina la cabeza hacia atrás, como si miraras hacia el cielo. Centra tu atención durante tres o cuatro segundos en el lóbulo occipital del cerebro.

Lleva ahora tu cabeza hacia el hombro derecho hasta que tu oreja esté sobre él. Centra la atención en el parietal derecho del cerebro durante tres o cuatro segundos.

Vuelve tu cabeza de nuevo a la primera postura, con el mentón inclinado hacia el tórax, para completar el último cuarto del círculo. Centra tu atención de nuevo en la parte frontal de tu cerebro durante tres o cuatro segundos. A continuación, con la espalda recta, concéntrate en el centro del cerebro.

Repite este proceso doce, veinticuatro o treinta y seis veces.

Observa ahora cómo respiras, como entra y sale el aire de tus pulmones, y ordena a tu respiración que se ralentice. Literalmente, vigila la inspiración y la espiración y ordénales que vayan más despacio, más despacio, más despacio…

Al cabo de unos segundos, tu respiración se tornará más lenta y serás capaz de escuchar los latidos de tu corazón, ya sea como un sonido o como una sensación corporal.

Escucha tus latidos con mucha atención e imagina que tu corazón está dividido en cuatro partes: anterior, izquierda, posterior y derecha. Percibe, además, el centro de tu corazón justo en medio de esas cuatro partes.

Ahora, escucha o siente tus latidos y, con cada uno de ellos, sitúa la atención en cada una de las cuatro partes, así como en el centro, y repite en cada parte el mantra del alma tibetana ***Yo soy puro amor y alegría; estoy en luz y en paz*** de la siguiente manera: cuando sientas el primer latido, sitúa tu atención en la parte anterior del corazón y di, para tus adentros, la palabra ***yo***. Imagina esta palabra dentro de la parte frontal de tu corazón; ¡obsérvala allí!

Con el segundo latido, pon tu atención en el lado izquierdo del corazón y pronuncia la palabra ***soy***. Imagina esta palabra dentro de la parte izquierda del corazón.

Con el tercer latido, sitúa tu atención en la parte posterior del corazón y di la palabra ***puro***. Imagina esta palabra en la parte posterior del corazón.

Con el cuarto latido, sitúa toda tu atención en el lado derecho del corazón y pronuncia la palabra ***amor***. Imagina esta palabra dentro del lado derecho del corazón.

Con el quinto latido, pon tu atención de nuevo en la parte anterior de tu corazón. Mentalmente pronuncia la palabra ***y***. Imagina esta palabra en la parte anterior de tu corazón.

Con el sexto latido, completa la primera parte del movimiento y centra tu atención dentro del corazón, entre las cuatro partes, justo en el centro, y repite la palabra ***alegría***. Observa literalmente esta palabra en el centro del corazón.

Continúa este ejercicio con la segunda parte del mantra, ***estoy en luz y en paz***, con el mismo procedimiento.

Después de doce latidos, repite el procedimiento hasta que hayas comenzado a sentir calidez y ligereza en el centro del corazón. Al cabo de media hora o una hora de meditación, en función del tiempo que tengas disponible, caerás literalmente dentro de tu corazón, justo en el centro de las cuatro partes. Será entonces, tal como me dijeron los tres maestros, cuando sepas quién eres en realidad.

Meditación 18
Entrar en el corazón

Sin hacer nada

PÁGINA 137

Siéntate en completo silencio, con la espalda recta y los ojos medio abiertos, con la mirada descansando con suavidad hacia delante. Coloca las manos una sobre la otra (los hombres ponen la palma izquierda sobre la derecha, y las mujeres, la derecha sobre la izquierda), con los pulgares tocándose un poco y creando una forma ovalada con el borde de las palmas. Permanece así desde unos minutos hasta una hora, o incluso más.

Tu consciencia no se concentra en nada en concreto; solo permanece receptivo, vigilante, en el momento presente, en el ahora.

Intenta realizar esta meditación. Este ejercicio tiene una dificultad especial porque por nuestra mente pasan miles de pensamientos, cientos de argumentos y de luchas. Te verás repasando tu vida, pasarás por todos los acontecimientos que te han ocurrido y que te han molestado. Al cabo de unos meses de práctica, comenzarás a sentirte somnoliento y empezarás a soñar, a pesar de que tus ojos, medio abiertos, observen lo que tienes delante.

Es posible que sueñes, alucines o duermas. Te preguntarás por qué realizas este ejercicio sin sentido. Tu ego intentará convencerte de lo ridículo que estás, y de lo patéticos que son tus intentos y esfuerzos. Tu mente se reirá de ti y puede que eso te desilusione. Te perderás en recuerdos y en otros asuntos.

Pero ¡no abandones! Continúa con el ejercicio. Permanece atento y vive el momento. Un día tu mente y tu ego desistirán. Se cansarán de ti y dejarán de intentar atraparte. Ese día, toda tu energía descenderá a tu corazón y, de repente, solo estando ahí sentado sin hacer nada, entrarás en la devoción, la alegría y la paz. Ese caudal de pensamientos habrá desaparecido y vivirás el momento, dentro del corazón.

Meditación 19

Entrar en el corazón

A través de la ensoñación (soñar en el sueño)

PÁGINA 141

La mejor manera de entender este método consiste en practicar lo que los maestros denominan «el conocimiento del corazón». De modo similar al sistema que practicaban los místicos del monte Athos, esta forma de entrar en el corazón requiere de una enorme atención e intención. El conocimiento del corazón es un ejercicio que ha de practicarse en todo momento, sin importar el horario, día y noche, con independencia de nuestra actividad.

La intención consiste en mantener la concentración en el corazón y la atención debe centrarse solo en el corazón. Dado que nuestras mentes están condicionadas para ser prácticas y aceptar solo lo que sea verificable o cuantificable, resulta fácil practicar el conocimiento del corazón durante unos minutos, incluso una hora. Según Karma Dorje y Tenzin Dhargey, este es el primer contacto con nuestro conocimiento intuitivo y nos aporta destellos de percepción y de entendimiento.

Sin embargo, si el ejercicio no se lleva a cabo de forma constante, surgirán la duda y el olvido, porque la mente y el ego lucharán por sus «derechos». Una vez que seamos capaces de establecer una conexión constante con nuestro corazón y mantener la atención e intención solo en el corazón, podremos ascender a un estado de consciencia más elevado: soñar dentro del sueño.

Esta consciencia se desarrolla de modo gradual en nuestros sueños. Tan pronto como seamos capaces de mantener nuestra atención e intención solo en el corazón, seremos conscientes de que soñamos, y la realidad a nuestro alrededor se tornará fluida.

Se trata de un método que requiere de una enorme atención, porque hemos de estar preparados para dar el salto a lo desconocido. Cuando soñaba dentro del sueño, sentía la presencia de los maestros en todo momento; era como si me permitieran jugar en lo desconocido, pero siempre presentes, a mi alrededor, observándome.

Dado que la percepción tiene lugar en un punto externo al cuerpo y a los sentidos, este método ofrece una amplia gama de posibilidades y da lugar a una extraordinaria cantidad de energía en nuestro interior. Los practicantes expertos en este método son capaces de desconectar completamente del orden social sin retirarse del mundo.

Meditación 20

HeartMath Institute®

Respiración enfocada en el corazón®

PÁGINA 155

1. Centra tu atención en la zona del corazón. Imagina que inspiras o espiras desde el tórax o la zona del corazón; respira un poco más lento y profundo de lo normal.
2. Sugerencia: inspira durante cinco segundos y espira otros cinco segundos (o al ritmo que te resulte más cómodo). La respiración deberá ser tranquila y cómoda. Cuanto más practiques, más natural te resultará respirar tranquilamente y sin forzarte.
3. Al principio coloca la mano sobre el corazón para que te ayude a dirigir la atención a tu corazón.

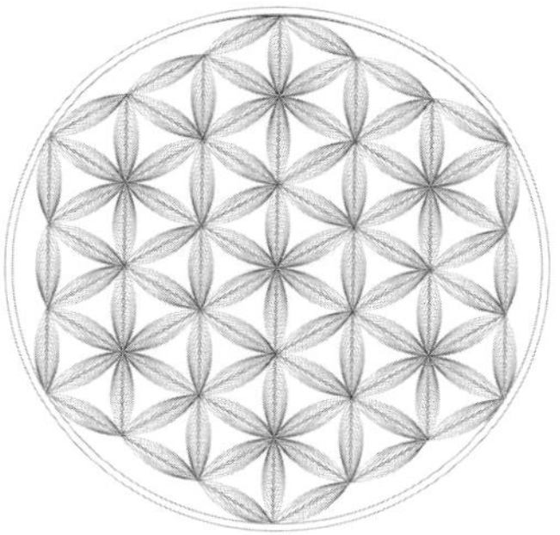

Autores

Drunvalo Melchizedek

Pocos maestros en la época contemporánea han influido tanto en la espiritualidad como Drunvalo Melchizedek. Es autor de cinco libros: *El secreto ancestral de la flor de la vida* (dos volúmenes), *Vivir en el corazón, Serpiente de luz, El uróboros maya.* Estos libros han sido publicados en 29 idiomas y distribuidos en un centenar de países. Drunvalo ha aparecido en programas de televisión e internet, en revistas, periódicos y libros de todo el mundo.

Drunvalo viaja por todo el mundo para ayudar a las personas a entender su conexión íntima con Dios. Es el primero del mundo contemporáneo que ha definido matemática y geométricamente el cuerpo de luz humano, conocido desde tiempos ancestrales como Mer-Ka-Ba. Es fundador de la organización Flower of Life Facilitators, que cuenta con formadores en cerca de sesenta países.

Ha fundado recientemente una nueva organización, The School of Remembering, para transmitir sus enseñanzas a través de los facilitadores del taller Awakening the Illuminated Heart, que han comenzado su trabajo en todo el mundo.

Drunvalo se graduó en Bellas Artes en la Universidad de California en Berkeley. También estudió Física y Matemáticas, aunque no finalizó estas carreras.

Vive en Sedona, Arizona (Estados Unidos), con su esposa Claudette. Tiene seis nietos.

Drunvalo creó The School of Remembering para fomentar el crecimiento individual de las personas y ayudar a comprender mejor la revolución de la consciencia humana que tiene lugar en nuestra época. La escuela es testimonio de poderosas experiencias de cambio en la forma de ver, en la mente y en el corazón.

La salud, la paz o el bienestar son experiencias diferentes para cada uno de nosotros, por lo que el proceso puede ser distinto en función del nivel de consciencia individual de cada uno, la vibración personal, la práctica espiritual e incluso el objetivo que hemos venido a desempeñar en el planeta.

Nuestra felicidad a nivel físico, mental y emocional, e incluso espiritual está relacionada con la energía y la consciencia. Conforme se van experimentando nuevas energías y nuevos niveles de consciencia, se replantean los viejos patrones, comportamientos y creencias que han limitado nuestra percepción y que nos han mantenido en una vibración densa.

Drunvalo ayuda a las personas a trascender sus propias barreras y a darse cuenta de su propio poder, de forma que sean capaces de recordar y reconectarse con su propio lugar en el universo. Para más información: www.drunvalo.net.

Daniel Mitel

Daniel es un maestro que ha viajado por el mundo entero para ayudar a las personas a entender la conexión íntima con su yo interior. Ha sido la primera persona en el mundo en explicar y definir el origen del sistema ancestral de la Imaginería del Corazón. Este sistema que se originó en las antiguas escuelas espirituales de misterio tibetanas, sumerias y védicas, está vinculado al número más elevado de la Escuela de Misterio: el 555. Mantiene relación con la raza adámica y con el poder de soñar y revertir el pasado, el presente y el futuro.
Daniel empezó a enseñar meditación zen en 1981 y practicó la meditación de respiración espinal entre los años 1981 y 1992; más tarde descubrió que, de hecho, lo que había estado practicando era el *kriya pranayama*, de Babaji, el gran maestro del *kriya* yoga.

Desde 1996 imparte numerosos talleres de meditación y de Imaginería del Corazón.

Tras pasar unos cuantos años de meditación en el norte del Tíbet, en 1999 Daniel creó The School of the Heart. Diez años más tarde, en Toronto, The School of Meditation.

Conferenciante internacional y maestro en artes marciales (maestro de *tai chi chuan* y cinturón negro, quinto DAN, por la WJKA o Asociación Mundial de Kárate de Japón), Daniel se dedica a animar al mundo a realizar un cambio, de la violencia a la paz y de la ira al amor. A través de su trabajo, talleres y conferencias espirituales, Daniel ha ayudado a cambiar las vidas de miles de personas.

Cuenta con una amplia formación académica: es licenciado en Ingeniería Informática, Economía, diplomado en Administración y máster en Administración de empresas por la Open University Business School, Reino Unido.

Cofundador de la organización Motivate Yourself y embajador de la GCI en el instituto HeartMath, Daniel proporciona formación a empresas de todo el mundo.

El proyecto Beyond the Limits, con el embajador de buena voluntad del programa medioambiental de las Naciones Unidas, Bertrand Piccard, presidente y piloto de la Fundación Solar Impulse, representa otro paso más en la ayuda a la humanidad para moverse hacia un medio ambiente más limpio y un mundo y futuro mejores.

Tras su práctica con la guía de grandes lamas tibetanos, Daniel trabajó con un grupo de maestros muy conocidos en diferentes escuelas de meditación (Osho, Dalai Lama, Babaji, Lahiri Mahasaya, Paramahansa Yogananda, Sri Yukteswar, Paramahansa Hariharananda, Paramahansa Prajnananda, Ana Pricop, Di Yu Ming, Sadhguru, Drunvalo Melchizedek, Anastasia), quienes entrenan a sus alumnos a estar en el corazón.

Ahora, además de sus propios talleres, Meditation Day, *Kriya* Yoga (respiración espinal), Heart Imagery, Weekend with

Masters y Journeys into the Heart, Daniel también presenta el taller Awakening the Illuminated Heart. Daniel fue destacado por Drunvalo Melchizedek durante el primer consejo de maestros de Awakening the Illuminated Heart (ATIH) en la School of Remembering. En su función de asesor, Daniel ha ayudado y aconsejado a los maestros de ATIH de todo el mundo.

Con estos seminarios espirituales, Daniel comparte un mensaje de esperanza y da la posibilidad de experimentar una nueva forma de entender la vida; una comprensión que viene del corazón.

Ha tenido la oportunidad de trabajar con niños índigo en todo el mundo. Está bendecido con poder enseñarles *tai chi chuan* y meditación.

Tras haber concedido numerosas entrevistas y escrito artículos en revistas y publicaciones en línea (Spirit of Ma'at, Collective Evolution, Vision, Lilou Mace, OMTimes y más), Daniel es uno de los más destacados maestros de meditación, que muestra el poder interior que uno es capaz de conseguir cuando se utiliza el amor incondicional del corazón.

Sus obras *This Now Is Eternity* y *Heart Imagery: a Path to Enlightenment* están consideradas como unos de los mejores libros sobre meditación y guía espiritual en todo el mundo.

Para más información sobre sus libros y talleres:
www.danielmitel.com
www.heartimagery.org
y www.motivate-yourself.org

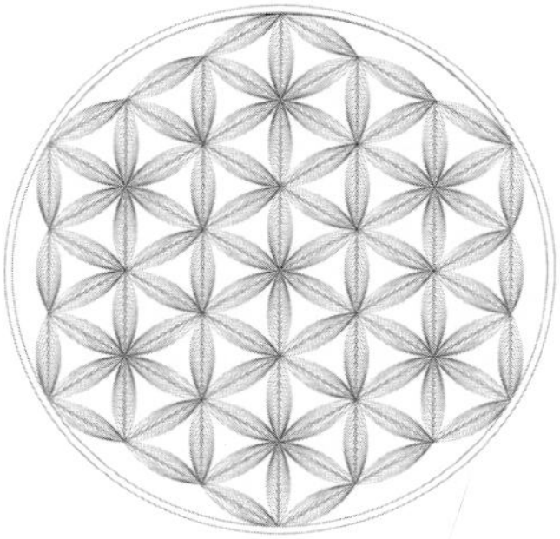